JN081220

名市大ブックス 9

いのちを守る高度・専門医療

～東部医療センターの挑戦

NCU

名古屋市立大学 編

患者さんに選ばれる病院とは？

名古屋市立大学　理事／医学部附属東部医療センター　病院長　大手　信之

患者さんに選ばれる病院の条件とは何でしょうか？

患者さんが病院を訪れる理由は、ご自身の病気を発見し治すことに尽きますので、高いレベルの医療を安心・安全の下に受けられることが最重要であることは間違いありません。交通の便のよさ、待ち時間が短いこと、病院の設備が新しく清潔であることなども重要な選択条件です。

しかし、自分自身が患者になったときのことを考えれば、やはり優秀な医療スタッフの下で最善の医療を受けられるのがいちばん重要でしょう。病気のときは、誰もが不安に駆られ、弱気になるものです。医師、メディカルスタッフのみならず、受付の事務職員などからのやさしい声がけは、心を慰め、安心をもたらし、病院への親しみを生み出すでしょう。患者さんに病院を選んでいただくには、優秀なスタッフの全員が明るくやさしい対応を心がける、ということが極めて大切だと認識できます。

しかし、これらを実践することは必ずしも簡単ではありません。

幸いにも私の所属する東部医療センターは、２０２１年4月1日から名市大医学部の附属となり、さらなる高度かつ先進的な医療を提供する基盤が築かれました。名市大医学部附属病院群のスタッフは、やさしさの点でも名古屋都市圏で高い評価をいただいていると自負しています。これらを基本インフラとして、ハード・ソフト両方のさらなる充実に努力しております。

同様に、医学部を卒業したての研修医に、研修先として選んでもらえることも、病院にとっては重要な課題です。研修医を教育し、立派な臨床医に育て上げるには、有能な指導医が必要です。有能な指導医とは、患者さんの診療においても極めて高い能力を発揮している人材です。患者さんの中には、若い医師の診察は受けたくないという方もおられると思いますが、研修医が集まる病院こそ診療レベルの高い病院とお考え下さい。当院は、研修医にとってもブランド病院であることを目指しています。

本巻に含まれる14本の原稿は、東部医療センターを中心に、名市大関連病院群の医師による執筆です。身近な病気をどう考え、どう対処したらよいかが、とてもわかりやすく述べられており、読者の皆様のお役に立つことを確信しております。きっと、この文章を書いた医師らに診て欲しいと、思っていただけることと思います。

目次
Contents

肺の病気を引き起こす異物たち

医学研究科呼吸器・免疫アレルギー内科学　東部医療センター　教授　前田 浩義

「すべて外から人の中に入って、人をけがしうるものはない」というのは、新約聖書の『マルコによる福音書』第7章にある言葉です。人の外から入ってきて体を害するものは、たくさんありそうなものですが、なぜこのような言葉が語られたのでしょうか。外から入ってきたものが人を害することについて、みていきましょう。

外から入ってくるものが「肺がん」になる可能性を高める

人間の体の中で外界と直接接している臓器の代表は、肺と消化管（胃や腸）です。ですから、外から入ってきたものは、肺や消化管に影響を及ぼしやすいと考えられます。体には、外からの異物に対して身を守るための仕組みがさまざまありますが、それだけでは防ぎきれないこともあります。肺の病気には、この外界からの影響を強く受けるものがたくさんあります。

ご存じのように、タバコは肺がんのリスクになります。外から入ってきたタバ

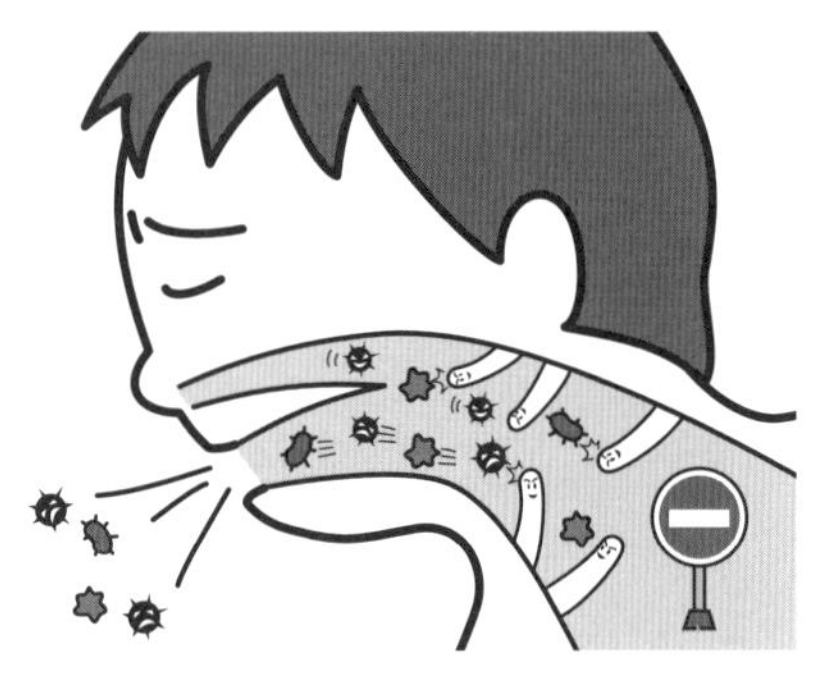

コの煙が、肺がんの原因のひとつと考えられています。ほかにもアスベストなど、肺に腫瘍をつくる原因になるものもあります。

肺がんの治療は、この20年間で大きく変わってきました。証拠に基づいた治療を進めるため、肺がんに限らず、医療の世界ではガイドラインが作成されるようになってきました。そのおかげで、どこで治療を受けても、およそ差のない治療が受けられる状況ができています。

しかし、ガイドラインに基づいて治療をしていく場合に、常に頭に入れておかなければならないことがあります。ガイドラインの根拠になるのは、臨床試験です。いくつかの臨床試験の結果を踏まえて、標準的な治療が確立されています。現在、肺がんに関していえば、毎年ガイドラインが改定される状態が続いており、新たな薬や治療方法が日々更新されている状態です。

臨床試験は確率論

多くの場合、臨床試験では2つ以上の治療（偽薬の場合も含め）を統計的に比較して、どちらが（またはどれが）より優れているかを決め、良い方を標準治療としていきます。

たとえばAという治療とBという治療があって、効果を比べたとしましょう。治療Aは60％の人に、治療Bは30％の人に効果がありました。となると、あなたはどちらの治療を受けたいですか？ 普通は治療Aを受けたいと思いますね。ただ、治療Bも30％の人には効いているわけです。つまり、その人たちは治療Bが効く要素を持っているはずです。厳密なことを抜きにして考えると、この試験の結果は、治療Aが効く条件をもつ人が大体6割ぐらいいて、治療Bの効果がある要因をもつ人が3割ぐらいいる、というふうに置き換えて考えることができます（本当は単一の条件だけで考えるわけにはいかないので、事情はもう少し複雑になりますが）。

しかし、今の医学のレベルでは、〝治療Aが効く条件〟も〝治療Bが効く要因〟も、はっきりしていないことがほとんどです。ですから、「私」が〝治療Aが効く条件〟に当てはまっているのかいないのか、〝治療Bが効く要因〟を持っているのかいないのか、はわからないのです。もしかしたら「私」には、〝治療Aが効く条件〟がないけれど〝治療Bが効く要因〟はあるかもしれません。そうしたら「私」は、治療Bを受けたほうがいいわけです。ただそういったことが起こる『確率』が、あまり高くないということなのです。

本当は、その人にとっての最適な治療を見出していくには、個々の患者さんが病気になっているさまざまな要因（病気はひとつの要因だけでは生じないことがほとんどです）や、その病気に対する個々の患者さんの反応（これまた単一の要因ではありません）を、すべて解き明かさなければなりません。それがない限り、本当の意味での、証拠に基づいた治療を実現することはできないのです。

【肺がん診療ガイドライン】

日本では、日本肺癌学会が中心となって作成しています。

「ガイドライン」というのは、医療を行ううえで重要度の高い医療行為を推奨するものです。専門家が集まり、その医療行為にかかわる多くの論文を吟味して決めています。

ガイドラインは、臨床的な疑問点（クリニカルクエスチョン）を提示し、それに答えるという形式をとっています。たとえば『肺癌診療ガイドライン2020年版』の中の「総論 肺癌の診断 検出方法」から、クリニカルクエスチョン4を見てみましょう。「肺がんの検出に、腫瘍マーカーは有用か？」という問いです。

これに対して推奨されているのは「肺がんの検出に腫瘍マーカーは行わないように提案する」です。〝推奨の強さ〟は2（1と2の2段階で1が強い）、〝エビデンスの強さ〟はD（AからDの4段階でAが最も強い）、合意率（推奨するかどうかについて専門家が投票を行い、合意された割合）は67％とされています。

ガイドラインでは、このようなクリニカルクエスチョンが診断から治療に至るまで130あまり取り上げられ、それぞれに推奨される回答が記載されています。

臨床試験はすべての患者さんの代表が受けているわけではない

もうひとつ、臨床試験に関して頭の中に入れておかなければならないことは、臨床試験の参加者の条件が厳しいことです。年齢や、腎臓や肝臓の働きに異常がないか、合併症の有無など、さまざまな条件がクリアされていなければなりません。つまり臨床試験は、その病気を持っている人すべてを対象にしているわけではない、ということです。

実際の治療の現場には、臨床試験には条件的に参加できないような患者さんが大勢います。たとえば透析を受けている患者さんに関しては、臨床試験のデータがありません。ですからガイドラインには、透析患者さんにはどういった治療が最適か、という記載はないのです。

ガイドラインに示された標準治療は、厳密には臨床試験に参加できるような条件の人にしか、当てはめることができません。臨床試験に参加できないような条件の患者さんが、同じ治療で最大の効果が得られるかどうかは、明らかになっていないのです。あくまでも、大きな違いはないであろうという判断のもとで、標準治療を調整して（たとえば、腎機能が悪いから少し量を減らす、など）行うしかないのだということです。

ガイドラインは、どこで治療を受けても大きな違いはない、という均質化には大いに役立ってきています。一定の条件に当てはまる人々には、証拠に基づいた治療をすることができるメリットがあります。しかし、万能ではありません。

ガイドラインは一定の形式に沿って作られています。臨床的な問題提起（「クリニカルクエスチョン」といいます）に対する回答、といった形で構成されています。この回答の部分だけを、まごうことなき真実ととらえて治療を行ったときには、本来はその患者さんに当てはまらない結論に従って治療をすることになりかねません。ガイドラインにないような条件の場合（つまり、クリニカルクエスチョンとして答えを出すだけの臨床試験ができないような場合）については、答えを示してくれないのです。

肺がんの治療は、進歩してきました。生存期間も、新たな治療薬が出始めた20年前と比べると、ずいぶん長くなってきました。それでもまだまだ、十分ではありません。各々の患者さんにとって最適な治療が提供できるように、病気の成り立ちと患者さんの病気に対する反応性を解き明かしていく努力を、大学病院としては追求していかなければならないと考えています。

外から入ってくる有害物質がCOPD（慢性閉塞性肺疾患）を引き起こす

かつては日本にもひどい公害があり、大気の汚染により、ぜんそくだけではなく、肺気腫や慢性気管支炎になる方がおられましたが、現在ではそのほとんどの原因がタバコであると考えられています。

今まで慢性気管支炎、肺気腫といわれてきた病気を総称して、「ＣＯＰＤ」（慢性閉塞性肺疾患）といいます。ＣＯＰＤは、程度の差はありますが、気管支と肺胞の両方に変化が生じた状態です。大気汚染やタバコの中に含まれる有害物質が、気管支に長い期間炎症を起こし、肺を壊してしまいます。

気管支は空気の通り道で、空気の通りが維持できるように、ぺしゃんこにつぶれないことが必要です。気管支は木の枝のように枝分かれをくり返し、どんどん細くなっていきますが、直径２㎜ぐらいになるまでは壁が軟骨で支えられ、つぶれないようになっています。しかしそれより先は、固い軟骨があると肺の動きが悪くなるため、かわりに「肺胞」という小さな袋状の構造が、気管支の壁を引っ張って支えるようになっています。

ＣＯＰＤでは、この肺胞が壊れ、気管支を引っ張る力がなくなってしまうので、気管支がつぶれやすくなります（図表1）。一方、気管支では痰と咳が長い期間続き、分泌物が増えて気管支の内側に溜まります。これがさらに、空気の通りを悪くします。このように気管支の空気の流れが阻害されることから、「閉塞性」肺疾患と呼ばれます。

空気を吸うときは肺が広がるので、気管支内の空気の流れはまだ保たれるのですが、空気を吐くときには肺が縮むので、気管支がつぶれやすくなります。つま

図表1　肺胞の構造

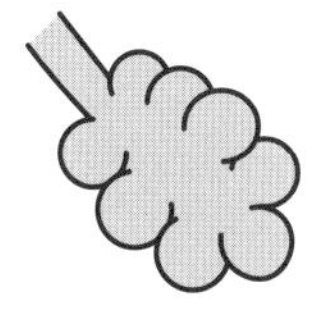

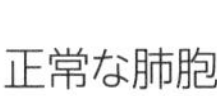

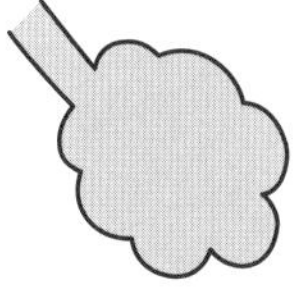

肺気腫では肺胞の構造が壊れてしまい、
正常に酸素を取り込むことができなくなります。

り、ＣＯＰＤでは、空気を吸うことはできるけれども吐くことが十分にできない、という状態になります。

呼吸は「吸って」「吐いて」が十分できるから成り立つのであり、吸うことができても十分に吐けなければ、呼吸として成り立ちません。原理的にまったく同じではありませんが、うまく吐けない状況のつらさは、ご自分で息を十分吸って、途中までしか吐かずにまた吸って…ということを30秒ぐらい続けると実感いただけると思います。

ＣＯＰＤの治療には、まず禁煙！

タバコを吸う人がすべてＣＯＰＤになるわけではありません。しかし、タバコで肺気腫になってしまった人が吸い続ければ、肺気腫は必ず進行していきます。構造が壊れてしまった肺胞は、二度と元には戻りません。しかしタバコを止めれば、ＣＯＰＤの進行を止めることはある程度可能です（下記コラム参照）。

治療は、まず第一に禁煙です。気管支を広げる作用のある吸入薬を使いますが、この薬は、タバコによる肺の破壊を止めてくれる薬ではありません。あくまでも気管支が縮むのを抑え、分泌を減らしたりすることで、空気の流れを妨げる要因を減らし、症状を改善することに役立つだけです。

ですから、治療薬を使っているからタバコを吸っても大丈夫だろう、というわけにはいかないのです。禁煙が絶対条件です。

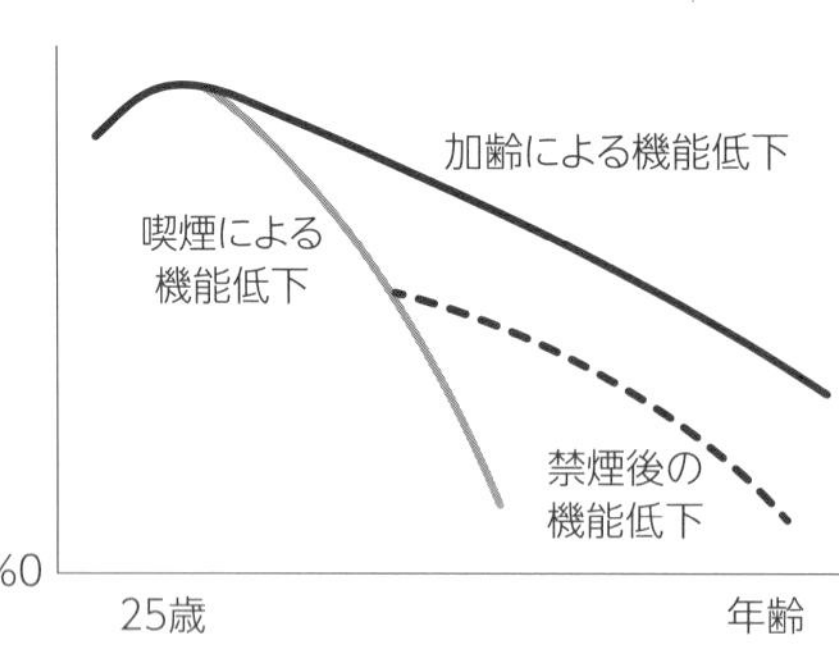

【肺機能の変化】
肺機能は25歳頃にピークとなって、その後は年とともに低下します。喫煙により肺機能の低下スピードは速まり、禁煙により低下のスピードは加齢変化に近くなります。

COPDの合併症

気管支の表面を覆っている細胞の先端には「線毛」という構造があって、気管支表面を掃除してくれる働きをしています。ＣＯＰＤの状態では気管支の炎症が続いており、線毛の機能が落ちて、気管支を常にきれいにしておくことができなくなります。肺胞の中にいる「マクロファージ」という、肺胞の掃除をしてくれる細胞の機能も落ちます。

ＣＯＰＤは外への空気の流れが悪くなる病気ですから、いったん肺胞に入ったものをなかなか外へ排出することができません。空気とともに細菌を吸い込むと、健康な肺であればマクロファージがそれらを掃除し、線毛細胞が細菌を痰にからめて喉元までかき出してくれますが、この肺の中の浄化作用がうまく働かなくなるのです。したがって肺炎になりやすく、肺炎になってしまえば治りにくくなります。

さらに肺胞が壊れると、「嚢胞」という風船のように膨らんだ部分ができます。これが肺の表面にできると、肺の表面を覆う「胸膜」という膜が破れやすくなり、肺がパンクした状態（気胸）になりやすくなります。けがの後に傷跡が治るように、破れた部分がふさがってくれれば回復しますが、そもそも肺が痛んでいるので傷の治りが悪く、治療に難渋することが多々あります。

ＣＯＰＤは、非常に合併症がつらい病気です。とにかく早い段階で進行を止めないと長期にわたって苦しい思いをする病気ですから、ぜひタバコはやめておいてください。

外から入ってきた病原体が肺感染症を起こす

感染症の歴史は、差別の歴史でした。結核なども、日本では国民病といわれるほどに多くの患者さんがいたにもかかわらず、差別の対象になっていました。新型コロナウイルスでも、感染者が差別的な扱いを受けてきたことがいろいろ報道されています。

「マルコによる福音書」第7章の言葉を冒頭にお示ししましたが、この言葉には続きがあります。

「すべて外から人の中に入って、人をけがしうるものはない　人のうちから出てくるものが人をけがす」

「コロナよりも人のほうが恐ろしい」ともいわれましたが、感染症にはこういった一面があります。なんとかできるだけ、厄介な感染症は防ぎたいものです。

福音書の言葉は、イエスやその弟子が食事をする前に清めをしなかったことを批判した敬虔なユダヤ教信者に対する、イエスの言葉とされています。イエスのこの批判は、「批判のための批判」「本質を忘れ去った決まり事」ととらえた反論（論点をずらしていますが）であった、という解釈もあります。宗教的な解釈はここで議論することではありませんが、いろいろな決まり事を守らないことを批判する前に、まずその決まりごとが形骸化したものではないかをよく考えるべきである、という意味を持っているととらえることもできるかもしれません。

【検診で経過観察と いわれても安心しないで】

肺がんと結核検診は、あくまでも肺がんと結核を早く見つけることを目的とした検診です。

検査の結果、「異常所見を認めるが精査を必要としない」ものとして経過観察やその後の定期的な検査が指示されるものとしては、下記が挙げられます。

・陳旧性病変
・石灰化陰影
・線維性変化
・気管支の拡張像
・気腫性変化
・術後変化
・治療を要しない奇形
・精査や治療を必要としない、あるいは急いで行う必要がないと判定できる影

要するに、COPDや肺繊維症など慢性（急に悪くなるのではなくゆっくりと進行するという意味）の肺の病気については、多くの場合、検診を受けても経過観察（定期検査）が指示されます。

しかしそれでも、COPDや肺線維症といわれる病気は、早い時期に病気の評価をしたほうがよいのです。病気が進んできてから治療を開始しても、元の肺に戻すこ

そういった観点から、われわれに対処できる、そしてしなければならない問題があります。薬剤耐性菌の問題です。抗生物質は人類にとって、感染症に立ち向かう福音でした。しかし抗生物質の発見以来、薬剤耐性との戦いも始まりました。薬を使う、すると薬が効きにくい菌が出てくる、そこでさらに新しい薬を開発する、またそれに効かない菌が出てくるというように、いたちごっこが始まったのです。

今、世界的に耐性菌、特にたくさんの抗生剤が効かない菌や、効果を示す抗菌薬がほとんどない細菌が、少しずつ増えています。ひとつの原因は抗生剤の乱用にあります。抗生剤は細菌に対する薬です。かぜのようなウイルスによる病気には、なんの効果もありません。そういった状態で抗生剤を使っていくと、抗生剤にさらされた菌はなんとか生き延びねばなりませんから、薬に打ち勝つような仕組みを次々と発揮するようになってきます。寝た子を起こすようなものです。

不適切な薬の選択、不適切な投与方法は、菌の薬に対する効きにくさを助長します。かぜの診断に対して、無理に抗生剤を医師に要求しないようにしましょう。医療者も、十分に注意して対応する必要があります。

医学の常識と思われてきたこと、多くの医師が信じてきたことが、実はそうではないと新たに明らかになることが、しばしば起こります。本質が忘れ去られてしまい「こうするものだ」と信じられてしまっていることも、ないとはいえません。ガイドラインの表面だけをとらえて、これがエビデンスであると声高に主張するのも、そのたぐいかもしれません。われわれは常に「それは本当だろうか」という思考をくり返しながら、医療を担っていく必要があると考えます。

とはできません。できる対応は、可能な限り、進行しないようにすることだけ。進行する前に、できる対処をしていくしかないのです。

【薬剤耐性菌で年間8千人が死亡している】

薬剤耐性菌は、健康な人に影響を及ぼすことは少ないですが、免疫が落ちた人や高齢者が感染すると、重症化して死亡するリスクが高まります。国立国際医療研究センター病院の2019年12月の発表によると、2017年の1年間の薬剤耐性菌による死亡者は8千人以上と推計されます。

全国規模で耐性菌の死者数を調べた研究はこれが初めてで、調査はメチシリン耐性黄色ブドウ球菌（MRSA）とフルオロキノロン耐性大腸菌の2種類の菌を対象に行われました。特にフルオロキノロン耐性大腸菌による死亡は、右肩上がりに増えていることがわかっています。

米国では年間3万5千人以上、欧州では3万3千人が死亡しているとの推計が発表されています。

鼻とその周囲の病気に対する最新治療

～顔を切らない内視鏡手術を中心に

医学研究科耳鼻咽喉・頭頸部外科学　東部医療センター　教授

鈴木　元彦

副鼻腔炎、アレルギー性鼻炎、鼻副鼻腔腫瘍、嗅覚障害などの鼻の病気についてお話しします。最先端の治療について知っていただき、皆さまの健康の向上に貢献できれば幸いです。

副鼻腔炎とは

まずは「蓄膿症（ちくのうしょう）」とも呼ばれる副鼻腔炎について、お話しします。鼻は鼻腔と副鼻腔に分けることができ、鼻腔の奥でつながっています。鼻腔は一般的に「鼻」といわれているところで、ここで息を吸ったり、吐いたりします。副鼻腔は鼻の奥や周囲（頬（ほお）、両眼の間、額）にある空洞で、頬部に存在する「上顎洞（じょうがくどう）」、両眼の間に存在する「篩骨洞（しこつどう）」（「篩骨蜂巣（しこつほうそう）」と呼ばれるときもあります）、額に存在する「前頭洞」、鼻腔の奥で脳の前に存在する「蝶形洞（ちょうけいどう）」（「蝶形骨洞」と呼ばれるときもあります）の4つがあります（図表1）。各副鼻腔が左右それぞれにありま

図表1　副鼻腔の解剖

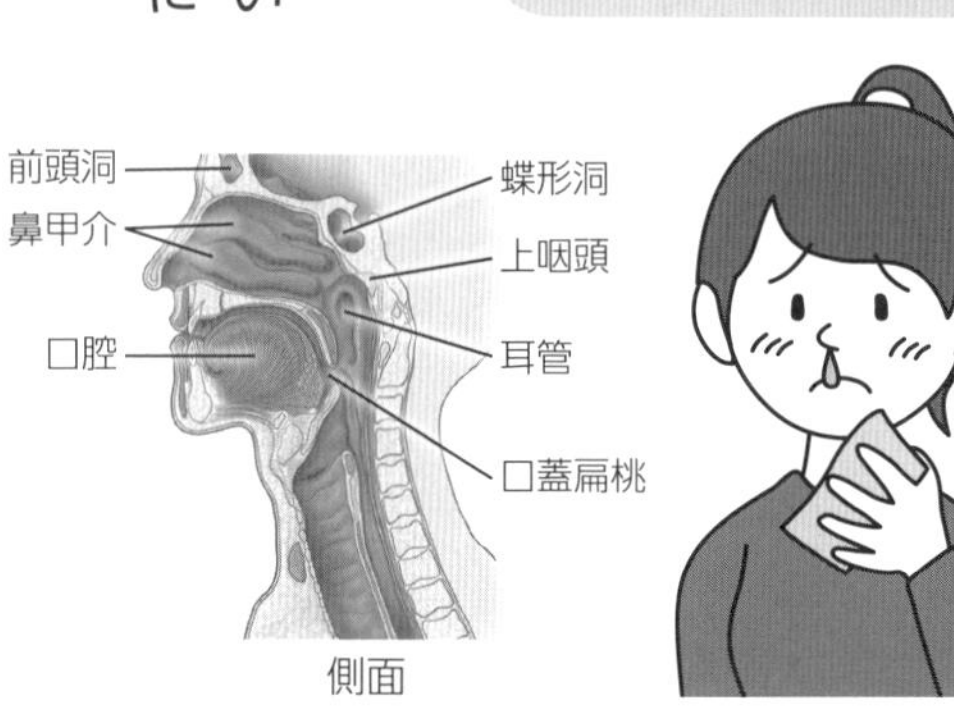

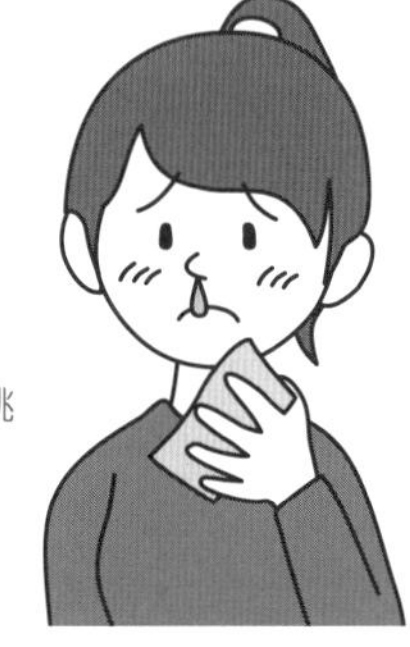

すので、ヒトには合計8つの副鼻腔があることになります。

副鼻腔の中で炎症が起こって、膿が溜まる病気が副鼻腔炎です。症状としては、粘っこい鼻水、鼻づまり、頬や額の痛み、頭痛、嗅覚障害、後鼻漏（鼻水がのどや気管に流れ込む症状）などがあります。後鼻漏が、気管や肺に炎症を引き起こすこともあります。

重症の副鼻腔炎では、「鼻茸」と呼ばれる鼻腔内のポリープが生じることもあります（図表2）。鼻茸ができると、鼻の呼吸するスペースが狭くなり、鼻づまりが生じます。副鼻腔炎があっても鼻茸ができなければ、鼻づまりは起きない場合が多いです。

なお、副鼻腔炎は症状の期間で急性と慢性に分けられます。

- 急性副鼻腔炎…発症後4週間以内に症状が消失する副鼻腔炎
- 慢性副鼻腔炎…発症後3カ月以上持続する副鼻腔炎

副鼻腔炎の原因と治療

副鼻腔炎は細菌、真菌（カビのこと）、ウイルスなどによって引き起こされます。副鼻腔の中でつくられた膿は、汚い鼻水になります。この膿の量が過剰に多くなったり、副鼻腔の鼻腔への開口部が狭くなったり閉じたりすると、副鼻腔炎が生じ

図表2　鼻茸の所見

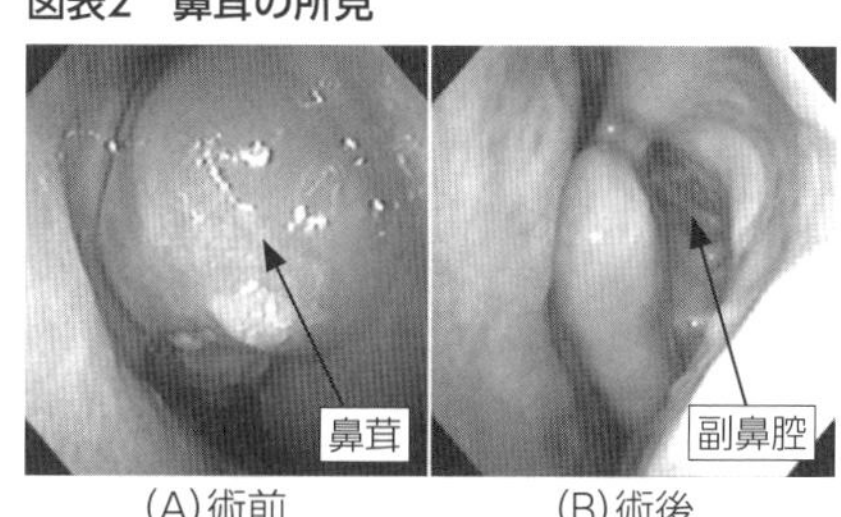

(A)術前　(B)術後

手術後、鼻茸が消失している

図表3　副鼻腔炎のCT画像

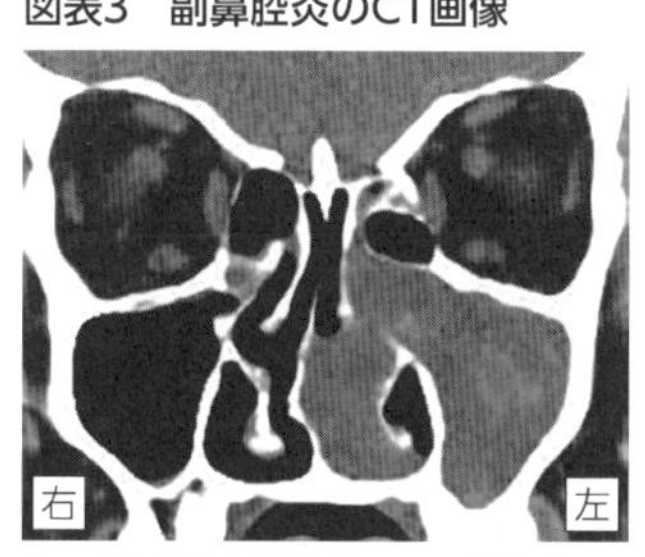

左の副鼻腔に影があるのが見える

ます。

副鼻腔に異常な箇所があるかどうかは、X線検査やCT検査で調べることができます。副鼻腔に影があれば、副鼻腔炎だとわかります（図表3）。また、「鼻副鼻腔ファイバー検査」（先端に小型カメラを内蔵した細長い管を鼻から挿入する検査）で、鼻茸の有無や副鼻腔から鼻腔に排せつされる膿の有無（図表4）を確認し、副鼻腔炎かどうか調べることもできます。

副鼻腔炎の治療は、薬物療法と手術療法に大別することができます。

①薬物療法

以前より抗生剤、抗炎症薬、去痰薬、鎮痛薬などを用いた治療が行われてきました。近年では抗生剤の中のニューマクロライド薬が有効だとわかり、少量のニューマクロライド薬を長期投与する「マクロライド少量長期治療」が用いられるようになりました。

②手術療法

以前は歯肉部（歯ぐき）を切開して行う手術が主流でしたが、内視鏡技術の発展により、鼻の中から行う「内視鏡下鼻内副鼻腔手術（Endoscopic sinus surgery、ＥＳＳ）」が主流となっています（図表5）。ＥＳＳは従来の方法より、体への負担も合併症も少ない手術です。

図表4　ファイバーで見た鼻の中

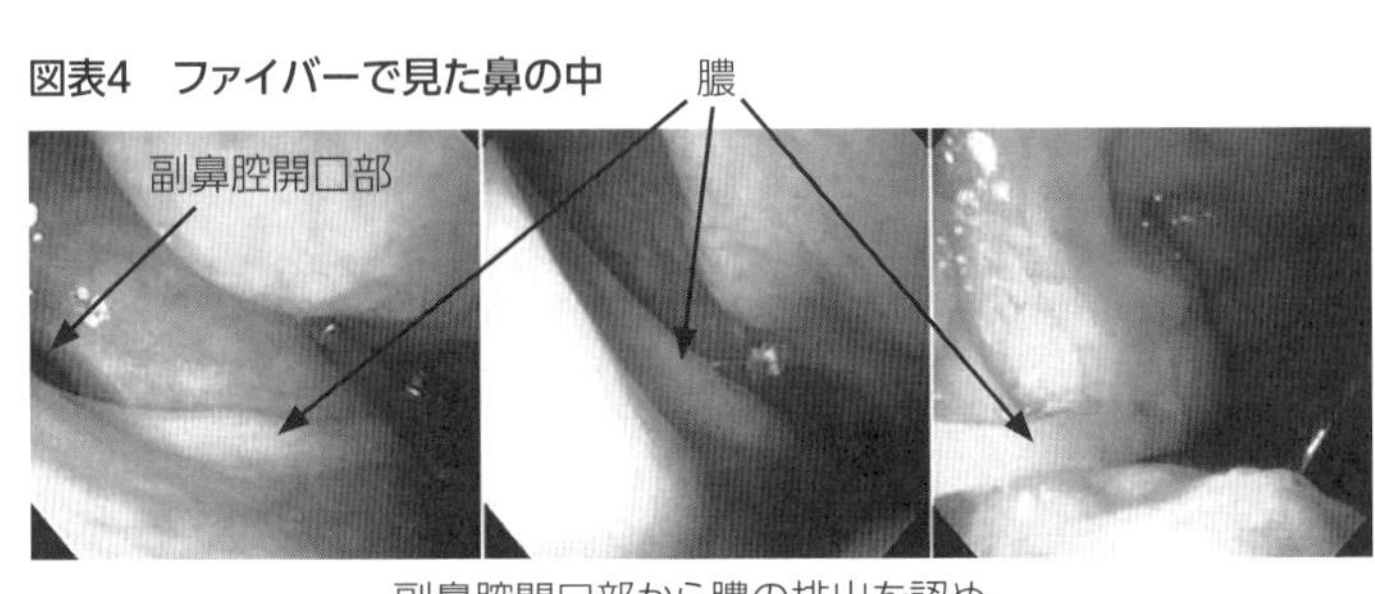

副鼻腔開口部から膿の排出を認め、
麺のように長くつながり、のどの方向へ流れている

好酸球性副鼻腔炎

マクロライド少量長期治療や、ＥＳＳといった新しい手術の出現によって、副鼻腔炎の治療効果は著しく向上しました。しかしその一方で、マクロライド少量長期治療や手術をしても、副鼻腔炎がすぐに再発する症例も少なくありません。再発した副鼻腔炎では鼻茸ができやすく、臭いが感じられなくなることや気管支ぜんそくの合併が多く認められます。一方、頬の痛みなどの顔面痛を認めることはあまりありません。

この難治性副鼻腔炎の患者の副鼻腔粘膜を調べると、多数の好酸球がみられます。好酸球は正常な血液中にも認められますが、花粉症などのアレルギーに関係した病気を引き起こす細胞です。近年は、この好酸球が血液や粘膜に多数現れる副鼻腔炎を「好酸球性副鼻腔炎」と呼び、別の副鼻腔炎と考えるようになりました。

治療としては、経口ステロイド薬がよく効きます。しかし、中止すると症状や所見が、容易に再発・悪化します。２０２０年からは、ぜんそくに対して使用する注射薬「デュピルマブ（商品名：デュピクセント）」が、副鼻腔炎に対する新規治療薬として使用できるようになりました。本治療薬は、手術後の再発症例に対して使いますが、新しい手段として期待されています。

図表5　内視鏡を用いた副鼻腔の手術

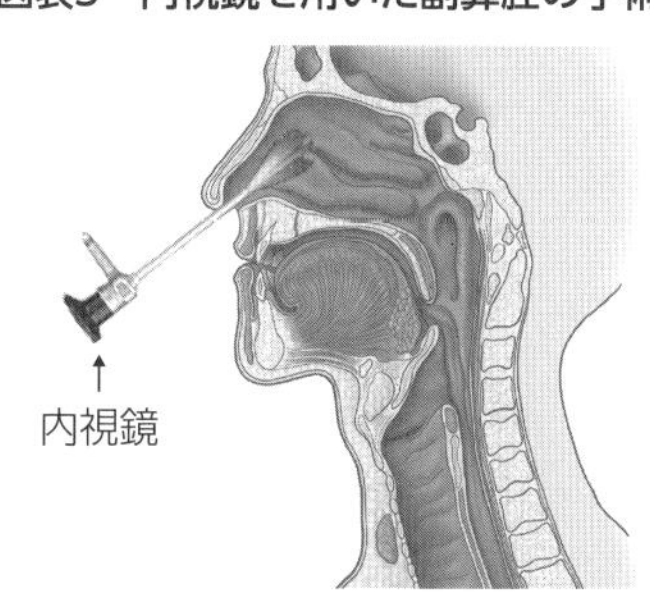

嗅覚障害とその治療

嗅覚障害とは、臭いを感じなかったり感じにくくなったりする病気で、最も多い原因は副鼻腔炎です。ほかの原因としては、ウイルス、かぜ、アレルギー性鼻炎、交通事故などを挙げることができます。

治療の基本は、嗅覚障害の原因となっている病気を治療することです。たとえば副鼻腔炎が原因なら、副鼻腔炎を治療します。

鼻にできる腫瘍

鼻腔や副鼻腔に発生した腫瘍（できもの）を「鼻副鼻腔腫瘍」といいます（腫瘍は鼻茸とは別のものです）。腫瘍は良性のものと悪性のもの（がん）に分けられます。

鼻副鼻腔に多くみられる代表的な腫瘍として、「内反性乳頭腫」があります。内反性乳頭腫は良性腫瘍のひとつですが、途中から悪性腫瘍に変わることが少なくありません（悪性腫瘍に変化することを「がん化」といいます）。したがって、鼻副鼻腔腫瘍では、良性腫瘍といっても注意が必要です。

腫瘍ができると、鼻づまりや鼻出血などの症状が生じます。腫瘍が疑われる場合、ファイバー検査やCT、MRIなどの画像検査を行います。鼻腔の腫瘍に対してはファイバー検査、副鼻腔の腫瘍に対しては画像検査が有用です。

治療は手術による腫瘍摘出が基本で、以前は顔の皮膚や歯肉を切開する手術が行われていましたが、内視鏡技術の進歩とともに、顔面を切らずに鼻の中から行う手術が増えてきています。

悪性腫瘍に対しては、抗がん剤を用いた治療法や、放射線を用いた治療法も行われます。放射線治療は、放射線を照射して細胞内にダメージを与え、がん細胞を死滅させる治療法です。以前から行われていたX線以外に、正常な組織に与えるダメージを軽減しつつ、がんに集中して放射線を照射できる陽子線や重粒子線を用いた治療も、最近では行われています。また、がん細胞に対する免疫防御機構を強化してがんを排除する「がん免疫療法」という治療法もあります。

アレルギー性鼻炎

細菌、ウイルスなどの異物が体内に入ると、その異物を除去としようとする反応が起こりますが、花粉などに対して過剰な反応が起こることを「アレルギー反応」と呼びます。また、アレルギー反応を起こす物質を「抗原」といいます。

鼻にアレルギー反応が生じるのがアレルギー性鼻炎で、主要な症状はくしゃみ、水のようにさらっとした鼻水、鼻づまり、ほかに鼻のかゆみや頭痛なども引き起こされます（図表6）。診察の際は、鼻の中の鼻水がさらっとしているか、鼻水の中

図表6　副鼻腔炎とアレルギー性鼻炎の鼻水の違い

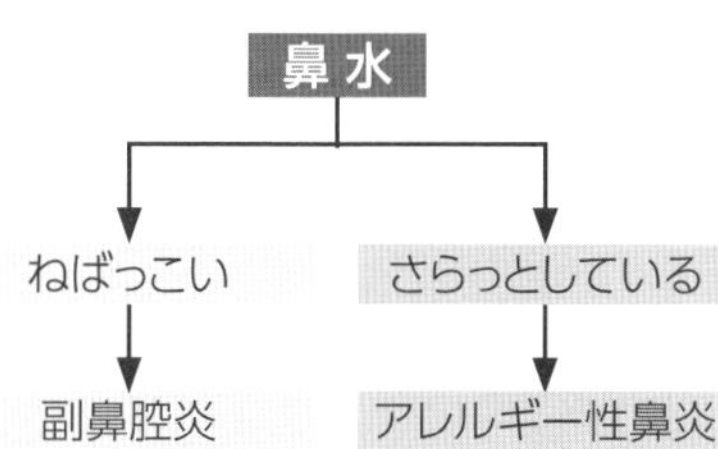

にアレルギー細胞（好酸球）があるか、血中にアレルギーを起こす物質（ＩｇＥ）があるかなどの確認を行います。

アレルギー性鼻炎には、薬を用いた治療法と手術による治療法があります。また、マスクや眼鏡などで、抗原が体内に入らないように防御することも重要です。

アレルギー性鼻炎の薬物治療

・薬を口からのむ（内服）治療法
・薬を鼻に噴霧する治療法
・皮膚に貼る（貼付）治療法
・注射する治療法

があります。薬の種類としては、アレルギー反応を引き起こすヒスタミンやロイコトリエンを抑える「抗ヒスタミン薬」または「抗ロイコトリエン薬」が用いられます。特に中心となるのが抗ヒスタミン薬で、内服療法だけでなく貼付療法も可能です。一方、抗ロイコトリエン薬は内服療法のみです。

より効果が高いのはステロイド薬の内服ですが、ステロイド薬には血糖値上昇、胃潰瘍（かいよう）、細菌やウイルスに感染しやすくなるなどの副作用があります。アレルギー性鼻炎の治療は長期にわたることが多く、副作用を考えて、ステロイド薬の内服はできるだけ避ける必要があります。

鼻噴霧薬には抗ヒスタミン薬、ステロイド薬、血管収縮薬がありますが、患部に直接薬を使用するため副作用の可能性が低く、ステロイド治療が中心となります。血管収縮薬は鼻づまりに効果が高く、即効性もありますが、連用することによって逆に鼻づまりが悪化するという「薬剤性鼻炎」が生じます。したがって、血管収縮薬の鼻噴霧も、できる限り控える必要があります。

治療開始には血液検査などにおける一定の条件を満たす必要がありますが、重症な花粉症患者さんに対する治療手段として「オマリズマブ」という注射薬も存在します。

アレルギー性鼻炎に対する体質改善治療として、免疫療法があります。抗原を大量に体内に投与し、体に慣れさせる治療法です。抗原を皮膚に注射する「皮下免疫療法」と舌にたらす「舌下免疫療法」があります(図表7・8)。

舌下免疫療法は最近の新しい治療法で、注射でないために痛みがないという大きな利点がありますが、現在ではまだスギとダニの2種類の抗原のみしか、治療の対象となっていません。免疫療法では抗原を大量に投与するため、ぜんそく発作や呼吸困難などの重篤な副作用が出現する可能性もあり、注意して行う必要があります。

図表7　皮下免疫療法

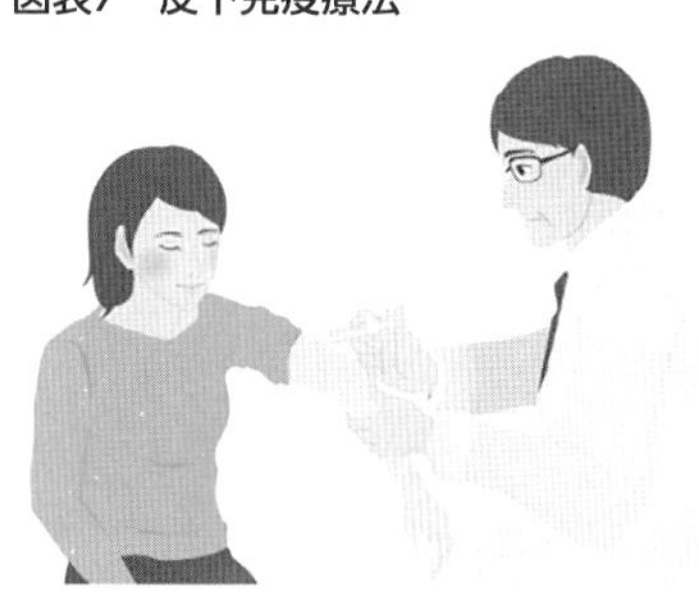

図表8　舌下免疫療法

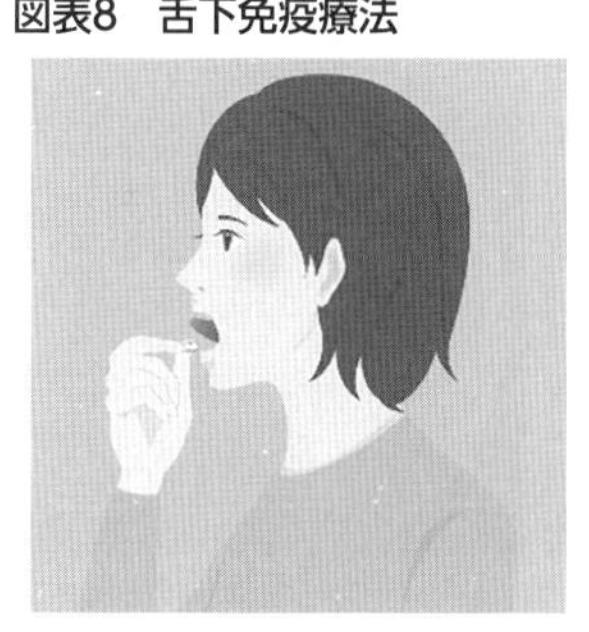

アレルギー性鼻炎の手術治療

手術としては、以下の４つの方法があります。

①レーザー鼻粘膜焼灼術（図表９）：レーザーを鼻粘膜に当てて、鼻粘膜を焼く手術です。日帰りで比較的簡便に施行できますが、ほかの手術よりは効果が低いという問題点があります。

②下鼻甲介手術：鼻の粘膜である鼻甲介（びこうかい）の粘膜を切除したり、鼻甲介の骨を除去したりして、鼻甲介を小さくする手術です。鼻づまりの改善に効果があります。

③鼻中隔矯正術：両鼻の間で左右を仕切る壁を「鼻中隔」と呼びます。鼻中隔がまっすぐなら呼吸しやすいのですが、鼻中隔が曲がっていると、呼吸スペースが減少して鼻づまりが生じることがあります。その場合には、弯曲している鼻中隔の骨や軟骨の一部を除去し、鼻中隔を矯正する手術を行います。

④後鼻神経切断術：後鼻神経の刺激によって鼻水が分泌されますが、これを切断することによって鼻水症状を軽減させる手術です。

図表9　レーザー焼灼前後の鼻腔

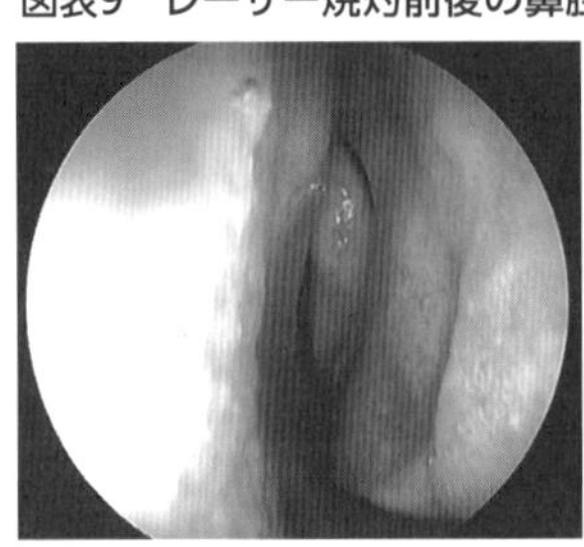

レーザー手術前（左鼻腔）

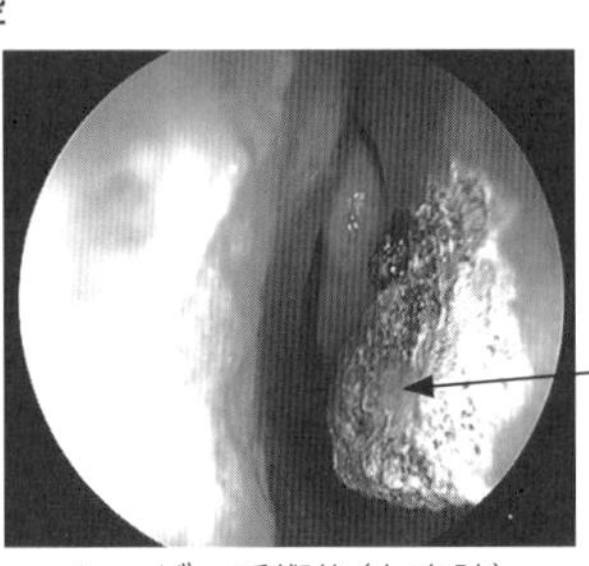

レーザー手術後（左鼻腔）

鼻副鼻腔の周りの病気

鼻副鼻腔の周りには、目、脳、鼻涙管[※1]などがありますが、近年はこれらの病気に対しても、顔面皮膚切開をせず、鼻から内視鏡を挿入して行う、体にやさしい手術が行われるようになってきています。

たとえば、

・眼窩内膿瘍：目の中に膿が溜まる病気
・視神経管骨折：交通事故などの骨折によって視力が低下した病気
・眼窩骨折、眼窩底骨折、ブローアウトフラクチュアー（骨折によって物が２つにぶれて見える病気）
・鼻涙管閉塞：鼻涙管が閉塞し、目やにや涙がたくさん出たりする病気

などに対して、以前は顔面皮膚や歯ぐきを切開、あるいは頭をあけたり（開頭）して手術を行ってきました。しかし、近年では、内視鏡で鼻の孔から手術が行えるようになっています。

また同様に、脳内のできものや膿を除去したり、脳の外側の膜にできた孔をふさぐ手術も、最近では鼻内からできるようになってきています。

※1　鼻涙管
目と鼻をつなげる管で、汚い涙を鼻に流し出す機能をもつ。

胃に穴があく ～原因はストレス？

医学研究科消化器外科学　東部医療センター　教授
木村 昌弘

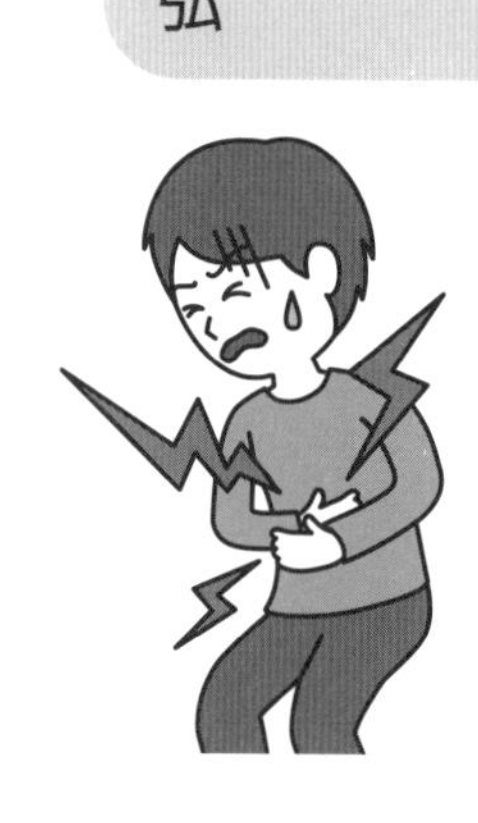

救急患者さんの中でも、胃を含めた消化管に穴があいた患者さんはより迅速な診断治療を要します。消化管の部位別に、穴があく原因や、その治療法を紹介します。

消化管のどの場所にも〝あな〟はあくの？

心労のため、「胃に穴があく」という表現を使ったり、聞かれたりしたことがあると思いますが、胃腸には本当に穴があくのでしょうか？（〝あな〟には〝穴〟と〝孔〟の2つの漢字が用いられますが、医学的には〝孔〟を使うため、以下〝孔〟とします）。

外科手術が必要となる救急の病気に、「消化管穿孔（せんこう）」があります。〝穿孔〟という言葉は少し聞き慣れないと思いますが、食道から直腸にいたる長い管のどこかに孔があくことをいいます。実は食道をはじめ、胃、十二指腸、小腸、大腸のすべての腸に孔があく可能性があるのです。

口に入れた食べ物は、胃腸で消化吸収され、肛門から便として排出されます。しかし、さまざまな原因で消化管のさまざまな場所に穴があき、内容物が漏れてしまうことがあるわけです。その際の症状は激しく、時に命に関わる恐ろしい病気です。

嘔吐（おうと）が誘因となる「突発性食道破裂」

正常な食道が破裂して、孔があくことがあります。1724年にオランダのHerman Boerhaave先生が初めて報告したため、「Boerhaave症候群」とも呼ばれます。

飲酒後の嘔吐で発症することが多く、下部食道の左側によく起こります。普通の嘔吐では、胃の内容物が口から勢いよく出てきますね。しかし、アルコールなどが原因で、食道の上端の筋肉が緩まずにけいれんした状態だと、胃の内容物の行き場がなくなり、弱い下部の食道が破裂してしまいます。

食道穿孔が起こると、胸部や上腹部に激痛が走り、呼吸困難を訴えることが多く、ショック状態に陥ってしまうことも少なくありません。激しい胸痛のため、心筋梗塞などの心臓病と間違われることもしばしばです。飲酒量が多く、泥酔した状態で、本人からの訴えを十分に聞くことが困難、ということもよくあります。まずは担当医が、食道破裂を疑えるかが重要です。

診断には、胸部レントゲンやCTで、破裂して飛び散った胃の内容物や空気の広がりを確認します。漏れ出た空気が首や胸などの皮膚の下まで広がる「皮下気腫」を起こすこともあります。皮下気腫のある場所を触ると、ザクザクと雪を握るような感覚を覚えます。

そのほか、経口造影剤を使った検査は、穿孔の場所や大きさ、漏れの広がりを評価するのに適しています。食道は身体の背中側で、背骨の脇にあり、大動脈や気管とともに「縦隔（じゅうかく）」という場所を走ります（図表1）。造影検査により、漏れ出た造影剤が再び食道内に戻ってくる場合は、手術をしなくてもよい可能性がありますが、漏れが縦隔内に留まらず、肺のある胸の中まで達するようであれば、外科的治療が必要です。

手術はほとんどの場合、左側の胸をあけて行います。まずは、汚染された胸の中をきれいにします。飲酒後や食後の破裂が多いため、胸の中には大概食べたものが散乱しています。これらを大量の水で洗い流してから、孔のあいた食道の補修に移ります。

ほかの部分の穿孔と比べて特徴的なのは、孔が不整形で大きいことです。嘔吐によって異常な圧が食道にかかり、食道が破裂したためです。裂けた食道を丁寧に縫い合わせた後、汚れた胸の中に「ドレーン[※1]」をたくさん入れます。

しかし、手術後に、胸の中に膿が溜まったり、血液の中に菌が回る「敗血症」になったりすることも少なくありません。多くの患者さんが手術前にすでに重篤

図表1　食道の場所

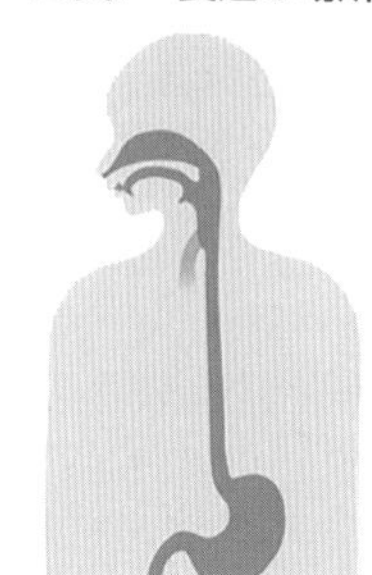

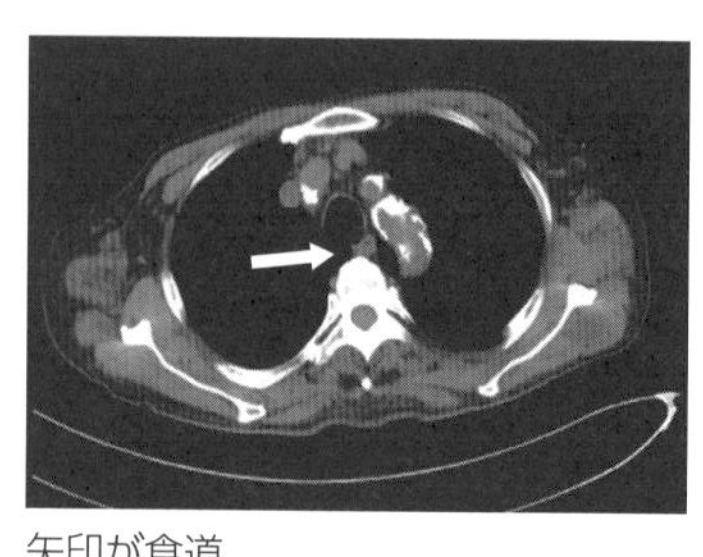

矢印が食道

※1　ドレーン
溜まった液体を排出するチューブ状の器具。汚染の程度、その後の経過にもよるが、ドレーンは数日間留置し、感染が収まれば抜去する。抜去は、局所麻酔のみで行う簡単な処置。

な状態であるため、致命率は高いです。

お酒の飲みすぎには気をつけて

突発性食道破裂とよく似た病気に、「マロリー・ワイス症候群」があります。飲酒後の嘔吐などでおなかの圧が急激に上昇し、食道下部から胃の入り口に深い亀裂ができる病気です。孔はあきませんが、出血が多く、吐血をすることもあります。食道破裂と違い、痛みはそれほどありません。

多くは自然に止血しますが、出血量が多い場合には、内視鏡で止血します。突発性食道破裂も、マロリー・ワイス症候群も、原因の多くは多量の飲酒です。お酒はほどほどにしましょう。

穿孔の主役の「胃・十二指腸穿孔」

ほとんどは、胃・十二指腸潰瘍(かいよう)※2が進行して起こる穿孔です。もともと胃・十二指腸潰瘍の症状である、胸焼けや上腹部痛、食欲不振の症状を長期間放置したり、潰瘍で内服治療をしていたにもかかわらず、自己判断で中断してしまっていた患者さんによく見られます。潰瘍に比べると少数ですが、進行した胃がんが原因で起こることもあります。孔があくと、多くのケースで急激な上腹部の痛みが起こります。

※2 胃・十二指腸潰瘍
胃や十二指腸の粘膜に傷がついた状態。原因の多くはピロリ菌感染。また、NSAIDsと呼ばれる解熱鎮痛剤の使用による潰瘍も数多く報告されている。

診断には、腹部レントゲンやCTが有用です。胃腸から漏れ出た空気や腸液が認められれば、胃腸の穿孔であることはほぼ決まりです。

漏れ出た空気が多い場合は、比重の小さい空気がおなかの上に溜まって、レントゲンで黒く写ります。空気の漏れが少量の場合は、CTで確認します。CTでは腸液の広がりを確認したり、穿孔した場所を推定することもできます。

胃・十二指腸潰瘍に対しては、薬が非常に有効です。「H2ブロッカー」や「プロトンポンプ・インヒビター」といった潰瘍治療薬は、胃十二指腸潰瘍の治療を大きく変えました。潰瘍に伴う穿孔はもちろん、出血や潰瘍が治り瘢痕化（皮膚でいうケロイドのような状態）したことによる狭窄（腸が狭くなり食べ物が通りにくくなる）のための手術も激減しました。

しかし、一度孔があいてしまうと、多くの場合で手術が必要となります。手術は開腹、あるいは腹腔鏡手術で行います。まず、孔のあいた部位を同定し、漏れ出た胃腸の内容物で汚染されたおなかを、隅々まで水で洗います。次に、穿孔部を糸で縫い閉じ、さらに胃にカーテンのように付着している脂肪組織である「大網」で覆います（図表2）。

胃や十二指腸内に存在する内容物は、食べたばかりのものなので、それほど細菌が繁殖しているわけではありません。胸の中よりは、おなかは菌に対する抵抗力があります。適切な治療が行われれば、比較的良好な経過をたどることが多いです。

施設により基準が異なるものの、

図表2　十二指腸穿孔の手術

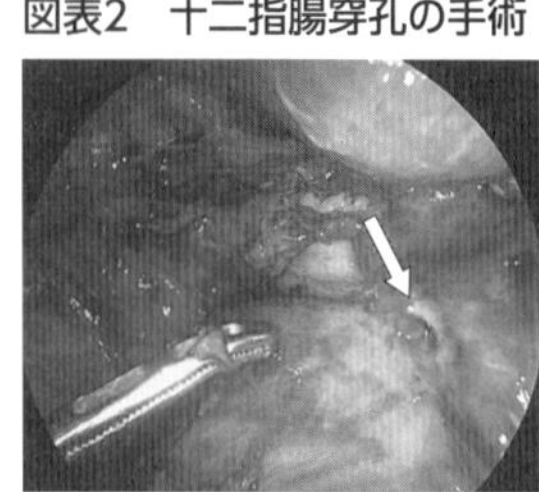
矢印の部分が十二指腸の穿孔部

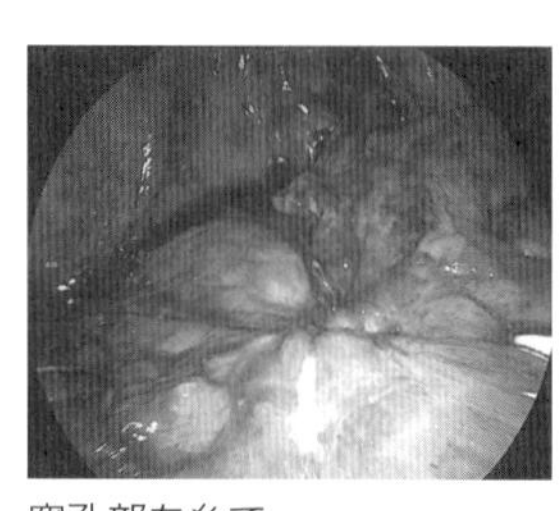
穿孔部を糸で縫い閉じたところ

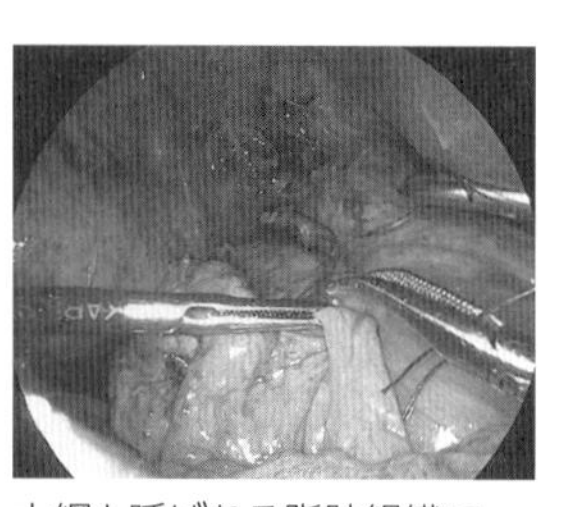
大網と呼ばれる脂肪組織で穿孔部を覆う

①患者さんが65歳以下で、お元気である
②穿孔が空腹時に起き、おなかの中の汚染が局所で収まっている
③発症からの時間経過が短い
などの条件を満たす場合には、手術せずに経過観察することもあります。

穿孔のわき役の「小腸穿孔」

小腸は、ほかの腸に比べて孔があくことは多くありません。外傷性と非外傷性に大別され、外傷性では交通外傷や刺傷、転落などが挙げられます。非外傷性では、血流障害や腸閉塞、魚の骨などの異物が原因になります。小腸では、潰瘍や腫瘍ができるのがほかの腸と比べてまれですが、悪性リンパ腫の発生により穿孔を来たした症例の報告もみられます。

ほとんどの症例で、腹痛を認めます。しかし、汚染した小腸の内容物がおなかの中に広がって、おなかが硬くなったり、手で圧迫して離したときに激痛を感じたりする「腹膜刺激症状」が起こるかどうかについては、症例によりさまざまです。どうして傷がついたのかが明確な外傷性の場合は、腸管以外の多臓器損傷による症状にも注意が必要です。

腹部レントゲンやCTで診断しますが、小腸はおなかの真ん中を広く占めるため（図表3）、本当に小腸に孔があいているのか、小腸のどの部分に孔があるのか、

【寄生虫による急激な胃の痛み】

急激な胃の痛みが起こる病気に、「アニサキス症」があります。突然に襲ってくる胃痛の原因のひとつです。

アジやサバ、イカなどの刺身を食べた数時間後に痛みが始まります。アニサキスは長さ2～3㎝の糸のような寄生虫で、胃に侵入したところでアレルギー反応を引き起こすことで、腹痛が生じるようです。

アニサキス症を疑い、胃カメラを行うと、胃に潜り込んだアニサキスが動いているのが観察できます。これを内視鏡用の鉗子を用いて除去すれば、症状も改善します。

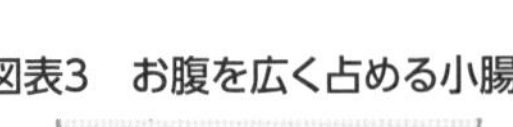
図表3　お腹を広く占める小腸

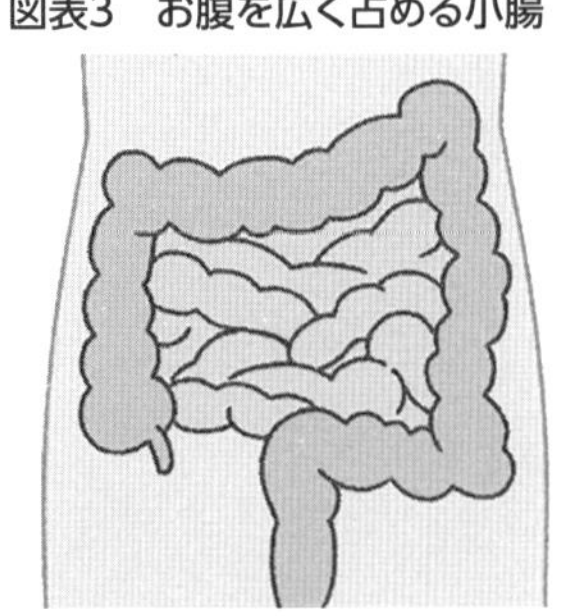

はっきり診断することが困難です。治療では、おなかの中の汚れを十分に洗い、外傷性の場合は孔を縫い合わせるか、小腸の一部分を切除、非外傷性の場合では多くの場合、小腸を切除します。

炎症により簡単に起こる「虫垂穿孔」

おなかの右下にある虫垂に菌やウイルスが感染すると、虫垂炎が起こります。便が固まった糞石が、虫垂の根元に詰まることでも発生します。虫垂炎をがまんして2、3日放っておくと、穿孔するリスクが高くなります。まれですが、虫垂開口部の近くにできたがんによる閉塞や、虫垂自体に発生した腫瘍が原因で穿孔することもあります。

虫垂炎の典型的な症状は、最初はみぞおちあたりに感じた痛みが、時間経過と共に虫垂のあるおなかの右下に移動する、ということです。いきなりおなかの右下が痛み始めることもあります。発熱や嘔吐が前面に出る場合もあります。虫垂炎が悪化し穿孔をきたすと、その痛みは激痛となり、痛みの範囲もおなか全体に広がっていきます。

虫垂穿孔の前段階である虫垂炎は、その発生率の高さや、起こる場所に個人差が少ないことなどから、触診をはじめさまざまな診断手技があります。しかし、いったん孔があき炎症が広がってしまうと、触診のみでは原因部位を特定するこ

図表4　虫垂を引き出す処置

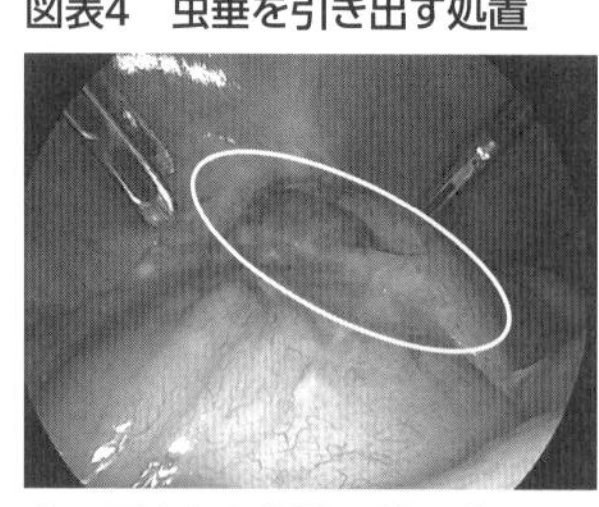
○で囲まれた部位に膿の中に埋もれた虫垂がある

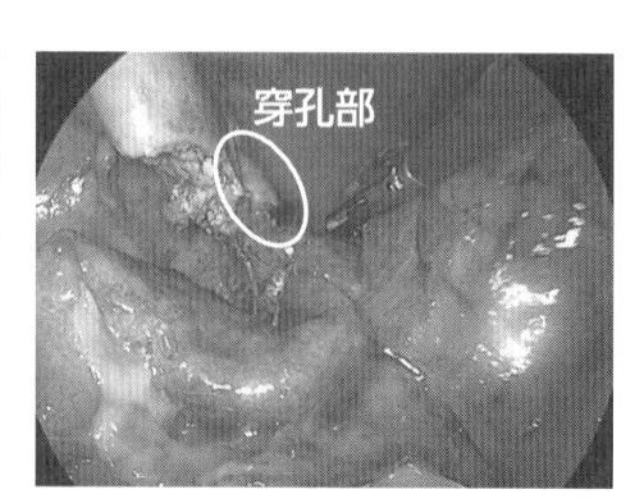

○で囲まれた部位が虫垂の穿孔部

とが難しくなってきます。炎症の広がりを見るうえでも、ＣＴが非常に有用な検査となります。

穿孔してしまった虫垂炎では、原則として手術が必要です。盲腸からぶら下がったような虫垂を、根元から切除します。同時に、穿孔により汚染したおなかの中を水できれいにします。

図表４は、穿孔を起こし、周囲の膿に埋もれた虫垂を引き出している画像です。図表５は別の患者さんの画像ですが、虫垂の根元に糞石と呼ばれる石があり、それより先端が壊死してしまっています。

便で汚染され命に関わる「大腸穿孔」

食道から大腸に起きる穿孔の中でも、漏れ出てしまうものがより便に近いものほど病状は重篤です。便や細菌がおなかの中で広がって腹膜炎の状態になり、さらに腹膜から吸収された細菌が血液中に広がって、敗血症に移行することが少なくありません。

大腸に孔があく原因の多くは、大腸がんと憩室[※3]の穿孔ですが、医療行為によって発症した、いわゆる医原性の穿孔もあります。たとえば、大腸内視鏡時に孔があいてしまったものや、大腸の手術後のつなぎ目が漏れてしまう縫合不全などです。おしりから入れた浣腸（かんちょう）の先端が直腸に孔をあけてしまうことは、病院でも自宅でも起こり得る穿孔の原因です。

図表5　糞石が詰まって虫垂が壊死してしまったケース

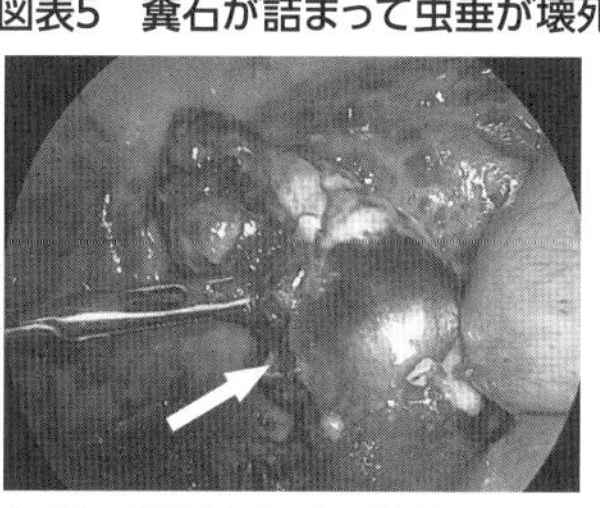
矢印の部分は虫垂の根元で
石がはまり込んでいる

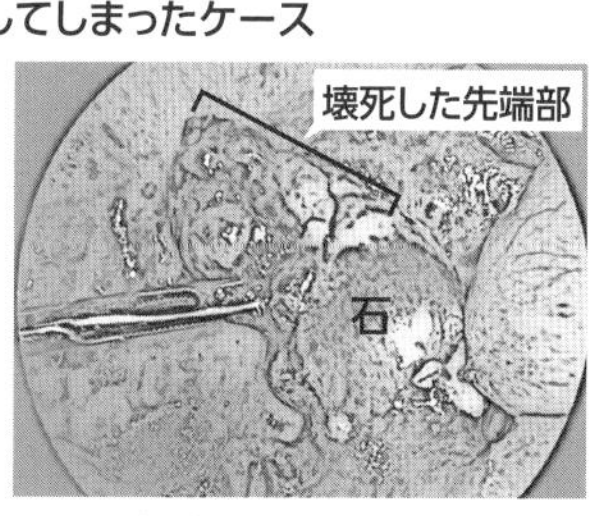

石より先端部の虫垂は完全に
壊死している

七転八倒するような腹痛と高熱、意識障害からショックに陥るなど、かなり重篤な症状を呈します。そのため、穿孔の中で最も治療が急がれます。致命率の高い危険な状態ですから、とりあえずの救命が第一です。

部位や炎症の広がりの確認を含め、診断にはＣＴ検査が有用です。穿孔部から漏れ出た便や空気の量、場合によっては穿孔部の大きさも推定できることもあります。穿孔の原因にもよりますが、図表６のように大きな穿孔の場合には、多量の便が認められます。

医療技術の進歩により、胃や十二指腸、小腸穿孔の手術では、より身体にやさしい内視鏡手術が行われることが多くなってきましたが、大腸穿孔では昔ながらの開腹手術が主流です。おなかを開けたらすぐに、漏れ出た便をかき出します。続いて、何ℓもの水で、おなかの中がきれいになるまで洗浄します。手術室にはあらかじめ、温められた５００㎖の生理食塩水が常備されていますが、これを20～30本使うこともめずらしくなく、他の手術室へ補充を取りに走る看護師さんは大忙しです。

図表6　大きな大腸穿孔

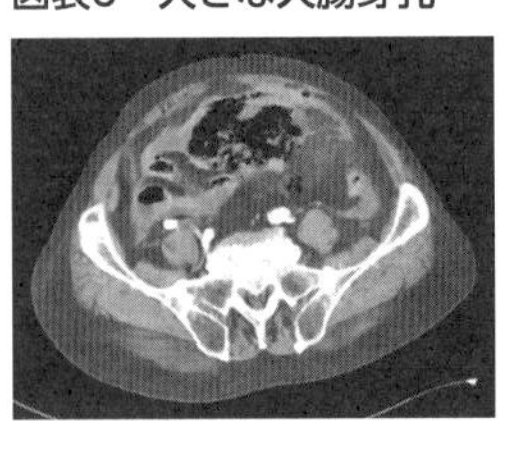

大腸穿孔部のCT画像

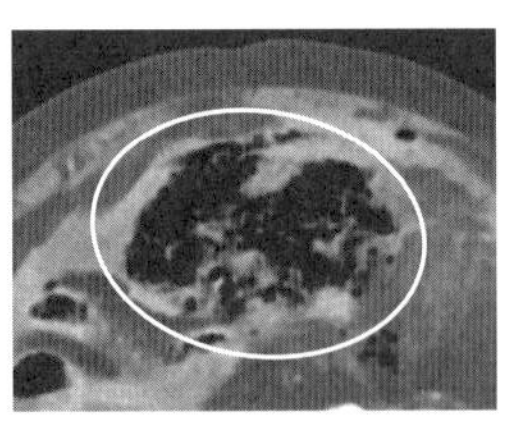

○で囲ったところは、大腸穿孔部から便が漏れたもの

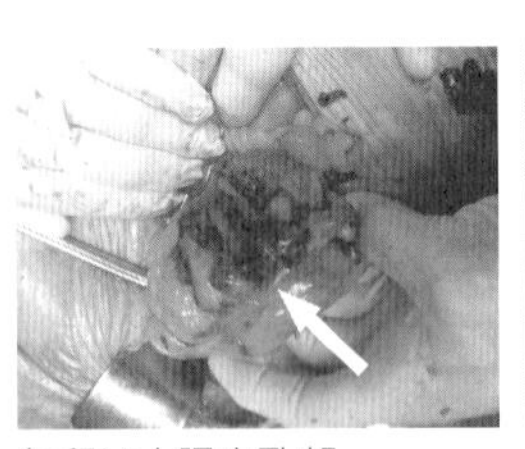

矢印は大腸穿孔部

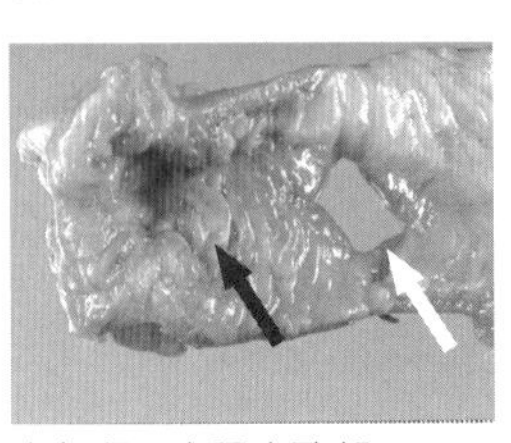

白矢印は大腸穿孔部
黒矢印はその肛門側のがん

※3　憩室
食道から大腸までの消化管の壁の弱いところが外側に飛び出したもの。憩室自体は病気ではないが、時に炎症を起こしたり、出血を起こす。
あまりメリットがなさそうなのに、なぜ〝憩いの室〟と命名されたのか？　英語では〝憩室〟を〝diverticulum〟というが、これが〝憩〟にたどり着いたという説がある。英語の〝divert〟には「そらす」という訳以外にも「迂回させる」「気をそらせる」「楽しませる」などの意味があり、腸の内容物が、憩室という空間にそらされてしまうといったところから、いつの間にか「楽しませる」といった意味に変わっていったのかもしれない。

胃や小腸の穿孔では、孔をふさいだり、部分的に切除してつなぎ合わせたりするのですが、大腸の場合は困難です。がんが原因で穿孔した場合では、本来ならがんを切除したいところですが、術前の全身状態がよくない場合など、切除を断念せざるを得ないこともあります。

その場合、孔があいた場所やその口側の大腸をおなかの壁に固定（縫い付ける）して、便をおなかの壁にあけた孔から外に出す手術が多く行われます。いわゆる「人工肛門」（図表7）と呼ばれるものです。数本のドレーンを入れ、手術は終了です。手術が終了しても、ここからが正念場です。多くの場合で敗血症を起こしているため、全身管理を継続する必要があります。

急激な胸やおなかの痛みをがまんしないで

以上のように、消化管に孔があいて内容物が漏れ出てしまった場合、水道管の漏れと同じく、迅速な対応が求められます。水道管の漏れも時に大惨事になりますが、消化管の漏れは命に関わる大病です。

胸やおなかに、今まで経験したことのない激痛を覚えたら、胃腸に穴があいているかもしれません。がまんせず、速やかに病院を受診して下さい。

図表7　人工肛門

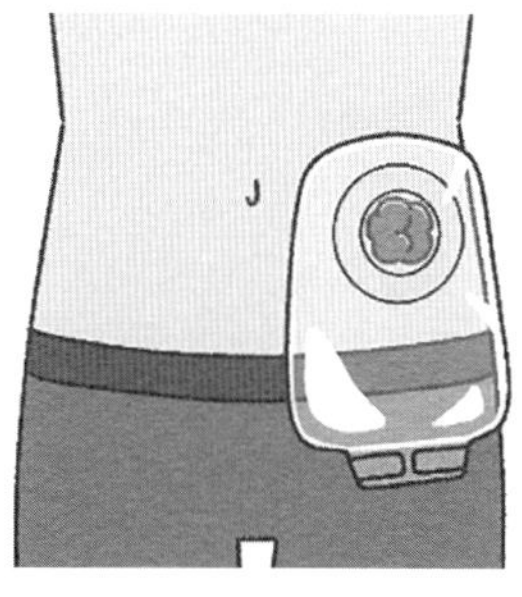

人工肛門は、便を受け止める専用の装具を、おなかに貼るものです。この装具は、適宜交換が必要です
交換に慣れるまで少し時間がかかりますが、慣れてしまえば旅行や入浴など特に制限なく、日常生活が送れるようになります

気胸とはどんな病気？

名古屋市立大学医学部　臨床教授／名古屋徳洲会総合病院　副院長　可児　久典

気胸は、肺になんらかの原因で穴があいて、タイヤがパンクするのと同じように空気が漏れ、肺が虚脱してしまう（しぼんでしまう）病気です。気胸の種類と、治療、手術についてご紹介します。

気胸とはどんな病気？

肺は、胸壁（肋骨や筋肉）や横隔膜、縦隔に囲まれた「胸腔」という閉鎖空間に収まっています。肺から漏れた空気は逃げ場がなく、胸腔の中に溜まってしまいます。溜まった空気によって胸腔内の圧力は上昇し、肺が圧迫されて、呼吸運動（肺機能）が阻害されます（図表1）。

図表1　気胸とは

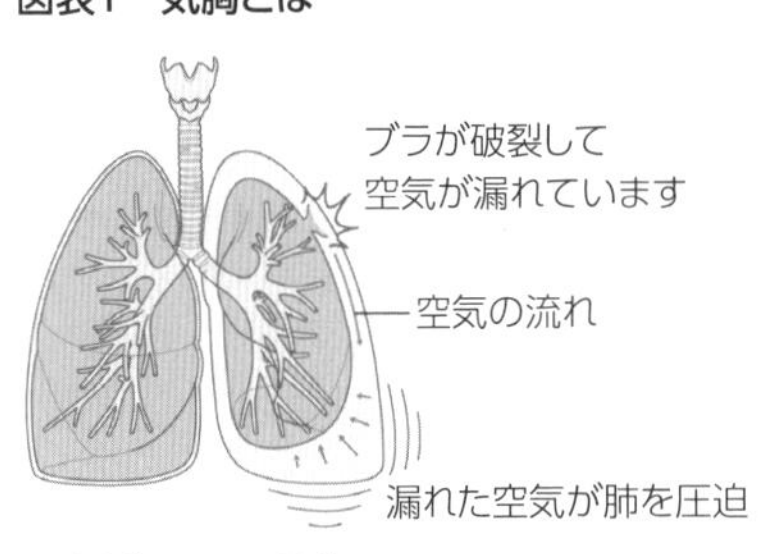

（看護roo! HPより）

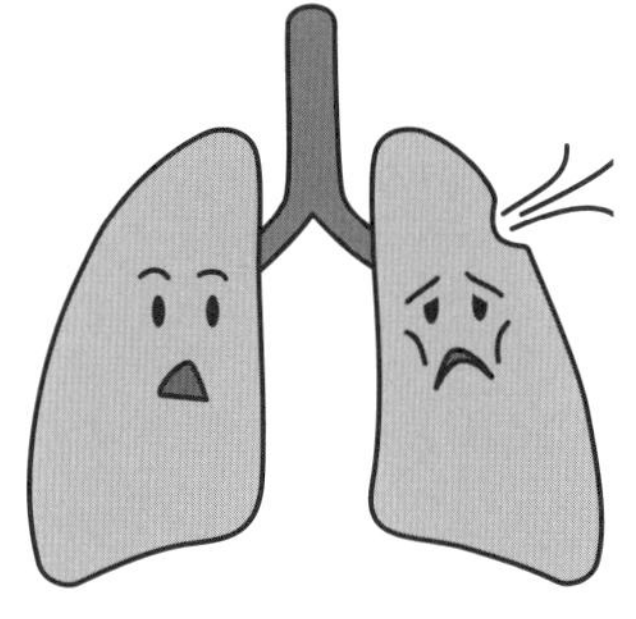

原因と分類

気胸は、原因によって「自然気胸」と「外傷性気胸」に分類されます。自然気胸はさらに、「特発性気胸」と「続発性気胸」に分けられます。

【自然気胸】

①若い男性に多い特発性気胸

肺の表面に「肺嚢胞（のうほう）（ブラとも呼ばれる）」という、風船のように膨らんで膜が薄くなった弱い部分（写真1）ができ、そこが破れて（穴が開いて）空気が漏れます。このタイプの気胸を「特発性気胸」と呼びます。

肺嚢胞は肺尖部（肺のてっぺん近く）によくできます。好発（多くみられる）年齢は10歳代後半から20歳代で、特に高身長でやせ型の男性に多く、男女比はおよそ7：1といわれています。また、家族に気胸になった人がいると、発症しやすいともいわれています（家族内発生）。

肺嚢胞がどうしてできるのか、その理由は明らかではありません。肺嚢胞が破れる原因も不明ですが、強い咳込みや激しい運動、ストレスなどが原因であるという説があります。

写真1　胸腔内を内視鏡で観察した写真

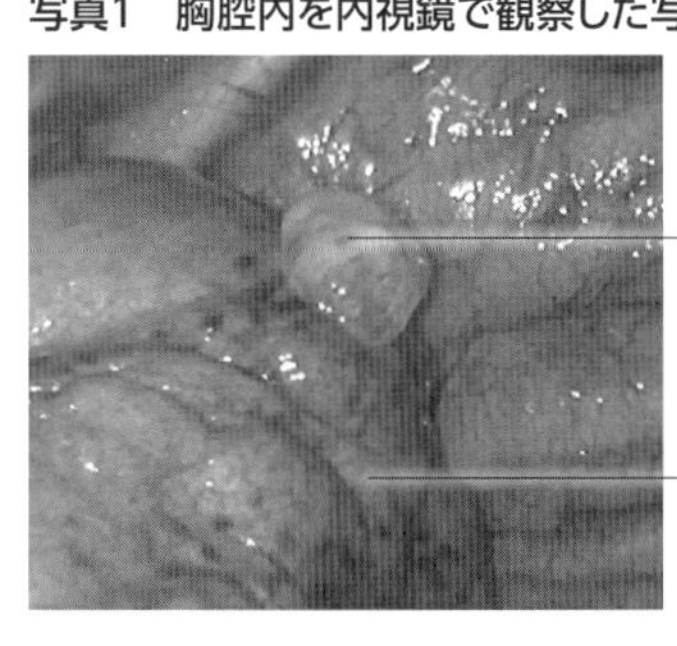

②60歳代以降に多い続発性気胸

タバコをたくさん吸い続けると、肺の構造が壊れて「肺気腫（「慢性閉塞性肺疾患」（COPD[※1]ともいう）」という病気になります。肺気腫になると肺の表面がもろくなり（肺が破れやすくなり）、激しい咳などで気胸を起こします。このように、ほかの肺の病気が原因で起こる気胸を「続発性気胸」と呼びます。

肺気腫以外にも、肺がんや肺化膿症、肺結核、間質性肺炎（肺線維症）などが原因で気胸になることがあります。いずれも60歳代以降の方に多い病気で、続発性気胸はこの年代に多くみられます。

また、特殊な続発性気胸として、頻度は少ないですが、閉経前の女性に発症する「子宮内膜症性気胸（月経随伴性気胸）」や、肺嚢胞が無数に多発する難病である「肺リンパ脈管筋腫症（LAM）[※2]」によって起こる気胸があります。遺伝性の病気である「マルファン症候群[※3]」に伴って起こる気胸も、この続発性気胸に含まれます。

【外傷性気胸】

交通事故や高所からの転落などで、胸部や腹部を強く打撲すると、胸部に強い圧力がかかり、胸腔内の肺が破れて気胸になります。また、打撲によって肋骨を骨折すると、折れた骨で肺が傷ついて気胸になることもあります。このような、外傷によって引き起こされる気胸を「外傷性気胸」と呼びます。

外傷性気胸の場合は、胸腔内に出血して血液が溜まることも多く、「血気胸」

※1 **COPD**
Chronic obstructive pulmonary disease の略。従来、肺気腫や慢性気管支炎と呼ばれてきた病気の総称。タバコの煙を主とする有害物質を長期に吸入することで生じた肺の炎症性疾患で、喫煙習慣を背景に、中高年に発症する生活習慣病。肺胞が破壊され、肺気腫の状態になると、肺の表面がもろくなり、気胸を生じやすくなる。

※2 **肺リンパ脈管筋腫症**
LAM細胞と呼ばれる細胞が、肺、リンパ節、腎臓などで増える病気。ほとんどは妊娠可能な年齢の女性に発症する。肺では、LAM細胞が両側の肺に点々と増加し、嚢胞が複数できる。

※3 **マルファン症候群**
全身の結合組織のはたらきが体質的に変化しているため、骨格の異常や、目、心臓血管などの病気が生じる病気。難病に指定されている。

と呼ばれる重篤な状態になる場合があり、緊急で治療が必要となります。

気胸の症状

自然気胸では、突然胸が痛んだり、咳が出たり、呼吸が苦しくなったりします。胸の上の方（肩付近）が痛むことも多く、肩関節の痛みだと思って整形外科を受診される患者さんもいらっしゃいます。肩の痛みであれば、肩の動きに合わせて痛みますが、気胸の痛みは呼吸に合わせて痛みが増減するのが特徴です。

気胸の症状や強さは、肺の萎縮している程度によって決まります（図表2）。軽度の萎縮の場合は、症状は痛みだけで、軽く済むのが一般的です。中度になると呼吸が苦しくなり、重度の場合は呼吸苦が強くなって、時に酸素吸入が必要になります。

また、胸腔内に溜まった空気が心臓や血管を圧迫すると「緊張性気胸」と呼ばれる状態となり、ショック症状（血圧低下）になります。この場合は、空気を抜く処置治療が至急で必要です。突然胸が痛み出し、呼吸がひどく苦しい場合は、救急車を呼んで病院を受診してください。

また、非常にまれではありますが、両側の肺が同時に気胸を起こすこともあります。この場合は両肺の呼吸機能が低下するため、生命の危険が生じます。両側の胸の痛みと、呼吸の苦しさを感じたときも、すぐに病院を受診されることをお勧めします。

図表2　気胸の程度の分類

軽度（1度）	正常時より肺が少し萎縮している（しぼんでいる）状態（胸部レントゲン写真で、肺の一番上の部分が鎖骨より上にある）
中等度（2度）	肺の一番上の部分が鎖骨より下にある状態
高度（3度）	正常時より肺の半分以上が萎縮している状態
緊張性気胸	高度気胸から、さらに空気が漏れ続け、心臓や肺を圧迫している状態

外傷性気胸では、原因となる外傷によって症状はさまざまですが、ショック症状（血圧低下）や意識障害を起こすこともあります。胸や腹部を強く打撲し、気分が悪かったり意識がもうろうとするような場合は、人を呼んで救急車で病院へ搬送してもらった方がよいでしょう。

気胸の検査

気胸になった側の胸は、肺が萎縮して呼吸運動が障害されるため、聴診器をあてると、呼吸の音が弱まって聞こえます。打診（指の先で胸部を軽くたたく）すると、太鼓をたたくような「ポンポン」という音（鼓音）がします。

また、胸部レントゲン検査では、肺が萎縮し空気が溜まっていることが確認され、気胸と診断されます。さらに胸部ＣＴ検査（コンピューター断層撮影検査）では、肺嚢胞があるか、ほかに肺の病気があるかどうか（続発性気胸かどうか）や、外傷性気胸であれば、原因となった外傷の部位や程度を知ることができます。

気胸の治療

【特発性気胸の治療】

①安静療法

軽症であれば、運動を控え安静にすることで、破れた肺嚢胞の穴は自然にふさがって（1～2週間くらい）、萎縮した肺はゆっくり元の大きさに膨らんでいきます。胸腔内に溜まった空気は、自然に吸収されて消失します。

ただし、安静で治癒した場合も、約30％の方は気胸が再発します。肺嚢胞が再び破れることがあるからです。くり返す場合には、手術療法が必要となります。

②胸腔ドレナージ療法

中症、重症の場合は、入院して「胸腔ドレナージ療法」という治療を行います（図表3）。胸腔内に溜まった空気を抜くために、胸部に局所麻酔の注射をして皮膚を1㎝ほど切開し、太さ7㎜ほどの塩化ビニール製の管（「ドレーン」と呼ばれます）を胸腔内に差し込み、留置します。ドレーンを吸引器という機械に接続して、胸腔内に溜まった空気を吸い出します。持続的に吸引を行うと、通常1週間くらいで肺嚢胞の穴がふさがります。空気漏れがなくなったら、ドレーンを体から抜いて退院となります。これを「胸腔ドレナージ治療」といいます。

しかし、1週間以上経っても穴がふさがらない場合は、手術療法が必要になります。また、胸腔ドレナージ治療で気胸が治っても、肺嚢胞が消えてなくなったわけではないので、再発する可能性が30％ほどあります。この場合には、根本的な治療として手術療法が奨められます。

③手術療法

手術は、一般的には「胸腔鏡」という内視鏡を使って行います。全身麻酔を行い、

図表3　胸腔ドレナージ療法

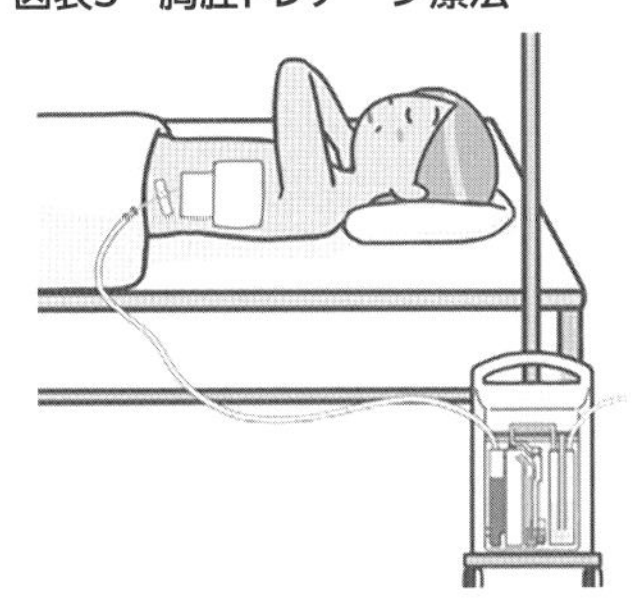

胸部に1～1・5㎝ほどの穴を3カ所あけ、そこから胸腔鏡や手術道具（鉗子や自動縫合器）を胸腔内に挿入して、手術を行います。空気漏れを起こした肺嚢胞を見つけ、「自動縫合器（ステイプラー）」という機械で切除します（図表4）。嚢胞の根元を糸でしばる方法もあります（結紮といいます）。

所要時間は通常1～2時間くらいですが、胸腔内に癒着がある場合や、肺嚢胞が多数みられる場合は、小開胸（胸を5～10㎝切開し、直接胸腔内を観察する方法）に切り替えて手術をすることもあります。

胸腔鏡で手術を行った場合は、手術後2～3日で退院が可能で、学校への通学や仕事への通勤などの社会復帰は退院直後から可能です。ただし、激しい運動はしばらく避けてください。

手術療法による再発率は、5～10％といわれています。手術しても再発が0にならない理由は、切除した部分から肺嚢胞が再発したり、手術の際に肺嚢胞が見落とされることが原因です。

【続発性気胸の治療】

原因となる肺の病気の治療と、空気漏れを起こした部分の治療が必要となります。肺気腫が原因の場合は、まず胸腔ドレナージ治療を行い、それでも治癒しない（空気漏れが止まらない）場合に手術を行います。肺が全体にもろくなっているため、治療を行っても再発したり、別の場所から気胸を起こしたりして、治療がうまくいかない場合が時にみられます。

図表4　手術の図（肺のう胞切除）

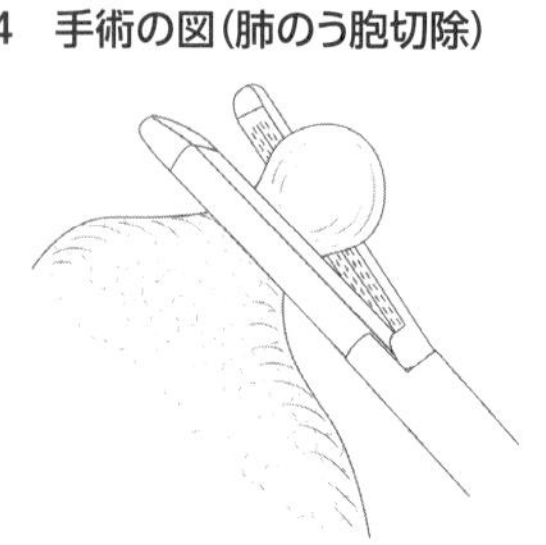

（白日高歩『呼吸器外科手術のすべて』医学書院 より）

女性にみられる子宮内膜症性気胸（月経随伴性気胸）やLAM（リンパ脈管筋腫症）によって起こる気胸は、手術を行っても再発することが多く、手術以外にホルモン剤や免疫抑制剤などの薬物治療を行うのが一般的です。婦人科や内科医師と連携しての治療となります。

このほか、高齢者や、全身状態が悪くて手術が受けられない方（手術に耐えられない方）には、「胸膜癒着療法」という治療を行う場合があります。まず胸腔ドレナージ治療を開始し、ドレーンから胸腔内に癒着剤（接着剤のような薬剤）を注入し、肺を胸腔内で癒着させて、空気漏れしている肺の穴をふさぐ方法です。使用する癒着剤はさまざまで、自己血（自分の血液を採血して、胸腔内に注入する）を使うこともあります。手術と違って、患者さんの体に与える負担が少なく、手技も簡単で、何回もくり返して行うことが可能です。一方で、手術療法に比べて確実性に劣ることが欠点です。

【外傷性気胸の治療】

胸腔ドレナージによる治療を行います。ほかの外傷がある場合には、そちらの治療が優先されることもあります。胸腔ドレナージ治療で治癒しない場合や、肺の損傷（外傷でできた肺の傷）が大きい場合には手術を行い、肺の傷を縫合（縫縮術）する必要があります。

予防・治療後について

特発性気胸は、原因となる肺嚢胞がどうしてできるのかはっきりしないため、明確な予防方法がありません。しかし、続発性気胸の原因の代表である肺気腫は、喫煙が原因となります。喫煙はやめるべきでしょう。また、規則正しい生活を心がけ、ストレスを避けることが重要です。

気圧の変化がよくないともいわれています。特に気胸を治療した後は、飛行機による移動や、登山やスキューバダイビングなどのスポーツを1カ月くらいは避けた方が無難でしょう。

特発性気胸の予後は、適切な治療をすれば良好ですが、重篤な状態（緊張性気胸）になることもあります。また、肺の病気に続発する続発性気胸や外傷に伴う外傷性気胸は、原因となった病気や外傷の程度によって予後が異なります。

診断には、医師の診察と胸部X線検査が必要です。突然の胸の痛み、呼吸の苦しさなどの症状が出た場合、または胸を強打された場合は、まずお近くの検査可能な医療機関を受診されることをお奨めいたします。

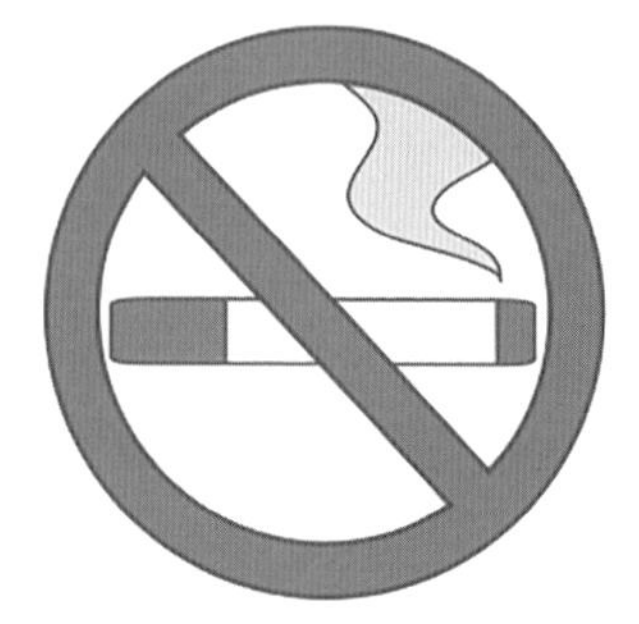

コラム
Column

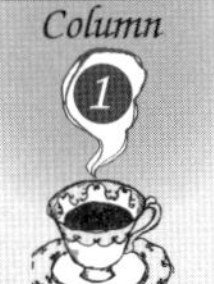

名古屋市立大学医学部附属
東部医療センターのご紹介

〒464-8547 名古屋市千種区若水1丁目2-23
電話●052-721-7171(代表)　受付時間●平日午前8:45～11:30

東部医療センターの設立は1890年にさかのぼり、約130年の歴史があります。当時、結核患者の療養施設であった伝染病隔離病舎を名古屋市が愛知県から引き継ぎ、1901年、現在の千種駅の東側に、避病院（伝染病専門病院）として開設しました。

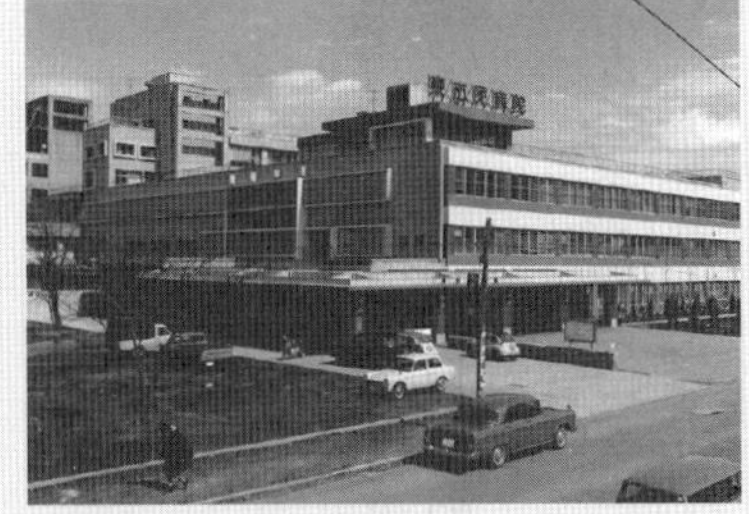

昭和39年頃の東部医療センター

今の場所に移転し、名称を「名古屋市立東市民病院」としたのは1957年のことです。1962年には内科、外科、小児科、耳鼻咽喉科、皮膚泌尿器科および放射線科を標榜しました。翌年にはさらに産婦人科、整形外科、眼科、歯科を標榜し、10診療科の総合病院に。病床数は伝染病床数250床、一般病床数250床のあわせて500床となりました。

「名古屋市立東部医療センター」に改称したのは、2011年のこと。このときには24の診療科を標榜する病院に成長し、名古屋市立大学の附属病院となった2021年現在は31の診療科を標榜しています。

新型コロナウイルス感染症（COVID-19）の患者を名古屋市内で初めて受け入れたのも当院で、その後も市内で最大数の入院患者の診療を担当し、第二種感染症指定医療機関の役割を確実に果たしています。また、2014年には救急科を標榜し、2015年救急外来棟が開棟、2018年には救命・救急センターの指定を受けるなど、救急患者の受け入れ体制が整備され、「断らない救急」の実現を目指してさらなる医療の充実に努めています。

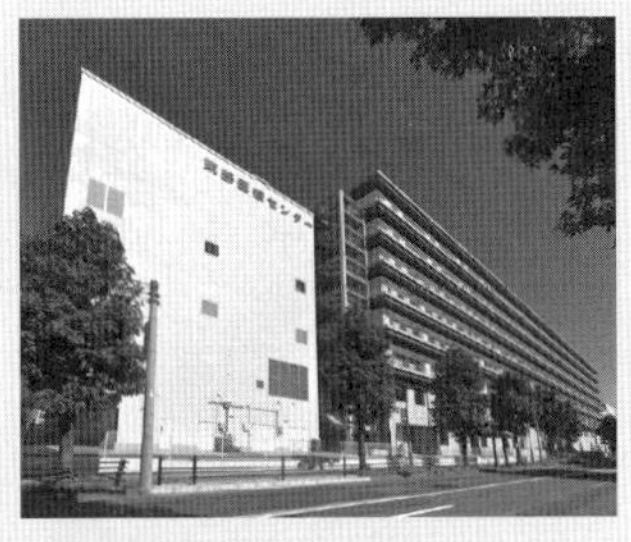

現在の東部医療センター

この骨折、手術したほうがいいですか?

医学研究科整形外科学　東部医療センター　准教授
千田　博也

高齢者の骨折が増加しています。皆さんの周りでも起こるかもしれないケガ、骨折について解説し、医師がどのような理由から保存的治療、あるいは手術治療を最善と判断するのか説明していきます。

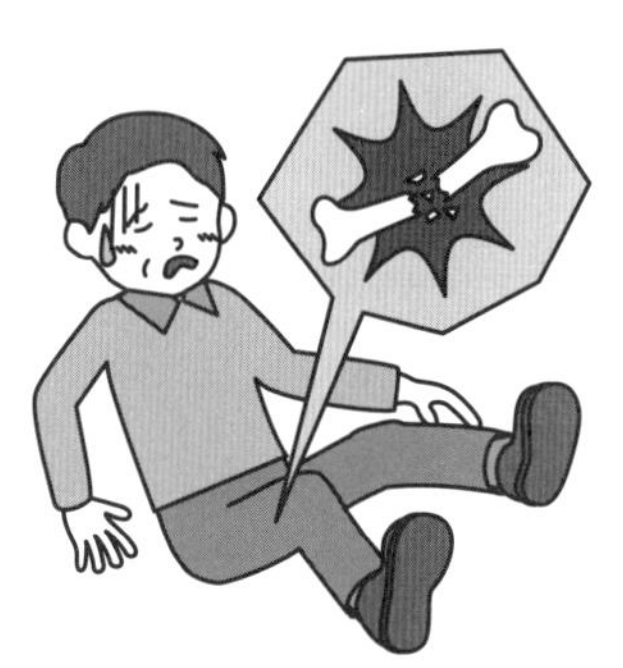

整形外科で行う手術は変わった

「長寿国日本」、「高齢社会」という言葉が使われるようになってすでに久しいですが、日本の高齢化は今もなお進みつつあります。それに伴い、高齢者の骨折の件数も増加の一途をたどっています。整形外科が取り扱う骨折治療の内容も、大きく変化しました。

高齢者の代表的なケガである大腿骨骨折（だいたいこつ）の発生数は、１９９７年には年間約９万２千人でしたが、２０１２年には13万８千人に増え、さらに30年には29万人に達すると推計されています。かつて私が整形外科医になった90年代前半には、

80歳代の方の大腿骨骨折手術は比較的めずらしかったように記憶していますが、今や90歳代でもめずらしくない時代となりました。一方、かつて整形外科での外傷手術の大半を占めていた交通事故、労災事故は、関係各位の皆さまのご尽力により、ずいぶんと減少しています。

手術はいる？　いらない？

骨折は、突然起こります。「骨折」と聞くと、手や足にギプスを巻いて三角巾で吊ったり、松葉杖をついたりしている姿が思い浮かぶと思いますが、それら骨折を手術せずに治療する方法を「保存的治療」と呼んでいます。

保存的治療をするのか、手術して骨折を治すのか。大きな違いですが、多くの場合、どちらにするか迅速に判断して決めなくてはなりません。

お医者さんから急に手術が必要ですと言われても、それは人生の一大事。いろんな人に相談し、じっくり検討したいと誰もが思うでしょう。しかし、残念ながらそういうわけにいかないのが骨折です。

手術しないと治らない骨折とは

まず、折れた骨はどのようにして治っていくのか、理解しましょう。

骨が折れた部位には血（血腫）が溜まって、日にちとともに固まってやがてボ

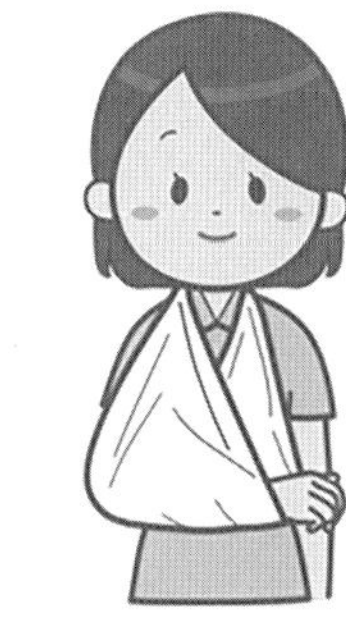

ンドやガムのようになり、最終的に元通りの硬い骨へと変化して治ります。この過程には、３つの要素が関係しています。

第一は、折れた骨の変形の程度です。専門用語では「転位」と呼ばれています。折れた骨と骨の隙間に溜まった血液が、徐々に骨へと変化するわけですから、隙間が大きければ大きいほど、たくさんの血の塊が骨へと変わる必要があることになります。

第二に、折れた骨同士がグラグラしないでしっかりと固定されている必要があります。グラグラした状態では、ガムのような状態から硬い骨へと変わっていくことができなくなってしまいます。

最後は、この血の塊から骨への変化に必要な、血液中の特殊な成分。そして、それを運んでくる良好な血液の流れがあることです。

これら３つの要素の合計点が合格ラインを超えた状態を一定期間維持できると、骨折は治癒（専門的には骨が「癒合」するといいます）へとたどり着くわけです。血液の流れが豊富な肋骨などは、かなりの変形があっても、ほとんどの場合、ギプスなどの固定も必要とせずに短期間で治ります。

しかし、大腿骨の一部では極めて血液の流れが乏しく、わずかな変形なのに、いつまでたっても骨が癒合せず治らない…ということがあります。ですから、３つの要素の合計点が合格ラインに達していない骨折は、手術が必要と判断することになります。

変形を許容できるか

骨折は、癒合すればひとまず痛みはなくなり、手足を支える骨としての役割を取り戻したことになります。しかし、それだけでは不十分です。もしスネの骨が骨折し、正常な状態よりも10㎝短くくっついたらどうでしょうか。あるいは、腕の骨がひどく曲がってつながったらどうでしょう。

手足が治っても、骨が極端に変形した状態では動作に不自由が残りますし、精神に悪影響を及ぼす場合もあります。骨同士がこすれ合って関節の骨が変形してしまうと、曲げ伸ばしのどこかで引っかかったりつかえたりしますし、凹凸が残れば、突き出した骨が接する骨を削ってしまう現象が起こります。

骨折が治るまでじっとしていられますか?

もうひとつ考慮するべきことは、生活動作への影響です。同じギプスで固定された状態でも、骨折で片方の手首を固定された場合と、片脚の太ももから足先までを固定された場合とでは、生活動作への影響が大きく違います。股関節の骨折の場合などは、立ったり歩いたりするどころか、ベッドの上で寝起きする動作でさえ強い痛みを伴うため、寝たままの状態でいなくてはなりません。

したがって、生活動作を維持するために手術が行われる場合もあります。

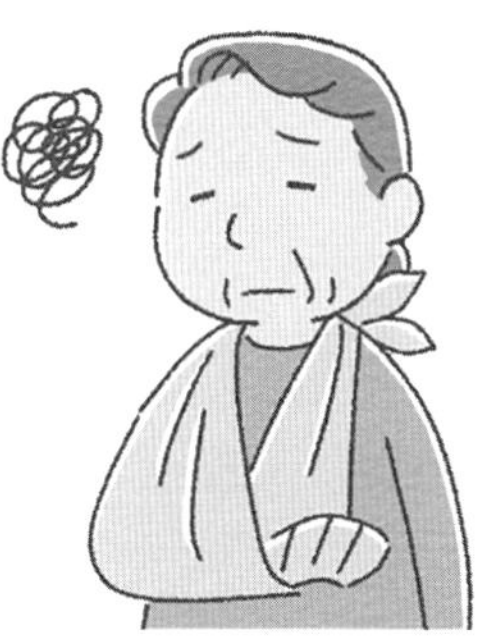

ここまでで、骨折には、手術しないと癒合しない骨折、癒合しても変形のために深刻な障害が残る骨折、そして生活を維持するために手術が必要な骨折があることがおわかりいただけたと思います。はっきりと手術が必要な骨折もありますが、われわれ整形外科医でも手術すべきかどうか迷う骨折も少なくありません。さらには、骨折された方々個々人がどのような生活を送っているかも、手術の是非に大きく関係しています。

誤解しないようにお願いしたいのは、手術をしたからといって、決して骨折が早く治るわけではない、ということです。手術がむしろ、骨を修復させる要素のひとつである、血液の流れを阻害する場合もあるのです。ですから、十分医療者の説明を聞いてご自分の状況を理解し、その人その人にとって最もよい治療の方法を決めていただくことが重要です。

具体的な骨折を例に挙げて、話を進めていきましょう。

大腿骨頸部(けいぶ)骨折・大腿骨転子部骨折 たかが骨折、でも命に関わることも

冒頭でも触れましたが、近年、大腿骨を骨折される方が増加し、今日の整形外科手術の多数を占めるものになっています。

「大腿骨」とはご存知の通り、太もも（大腿部）の骨のことで、立って歩く動作に欠くことのできない、重要な骨です（図表1）。「頸部」というのは、大腿骨の

図表1　股関節

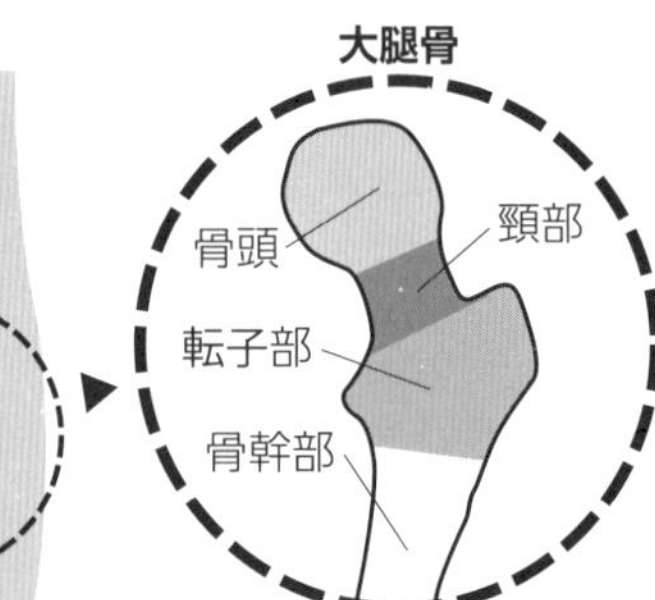

中央の棒状の部分（骨幹部）を胴体、先っぽの球状の部分（骨頭）を頭部と見立てると、その間のくびれた部分が首に相当することから名づけられた呼称です。「転子部」は、その隣の胴体部に近い、膨らんだ部位のことです。

大腿骨骨折は、主に高齢者が立った姿勢から転んで、臀部（でんぶ）を打撲することで骨折します。太ももの骨のつけ根の部分ですから、立ち上がることはもちろん、座った姿勢をとる際にも強い痛みを伴い、寝たままの姿勢から身動きをとることすら苦痛になります。その結果、寝たきりの状態となって、身体機能が低下し、認知症になったり、誤嚥（ごえん）性肺炎[※1]や心不全などを起こしたりして、亡くなる原因につながります。

このような理由から、生命を維持するため、高齢者に対しては積極的に手術し、少しでも早く体を動かせる状態にすることが必要と考えられています。高齢になるとほとんどの方がなんらかのご病気を抱えておられ、手術には不安を感じることと思いますが、高齢で体力が弱っているからこそ行う手術だということをご理解ください。

※1 **誤嚥性肺炎**
寝たままの状態で飲み込んだ食べ物やつばなどが、誤って気道を通り肺に流れ込むことで起こる肺炎。

大腿骨骨折の手術

大腿骨の骨折が、頸部骨折と転子部骨折に分類されている理由をお話しします。骨折が治るためには、血液の流れが豊富にあることが重要だとお話ししましたが、頸部と転子部ではこの血液の流れに大きく差があります。転子部では豊富な血液が骨折部にどんどん供給され骨折が治りやすいのに対し、頸部では極めて血の流れが乏しく、手術で十分な固定を行っても、骨が癒合しない場合が多いのです。そのため、頸部骨折に対しては特殊な手術として、骨頭を人工の骨と入れ替える手術（人工骨頭置換術）が行われます。

〔人工骨頭置換術〕（写真１）

大腿骨の頭の部分（骨頭）は、転子部から血液が流れてくる構造になっています。しかし、この血液の流れ道が骨折した部分でちぎれてしまい、血液が流れてこなくなると、多くの場合で骨折が癒合できず、やがて骨頭自体が壊死してしまいます。

そこで骨頭を取り除き、同じような形をした金属と特殊なプラスチックでできた人工の骨頭に交換するのが、この手術です。手術を受けた大腿骨は、手術直後から元どおり以上の強度を取り戻せるので、翌日から立ったり歩いたりするリハビリを始められるようになります。

〔骨接合術〕（写真２）

転子部骨折の大多数と、頸部骨折でも変形が少なかったり、年齢が若かったりと条件のよいものに対しては、金属製のネジや釘を利用して折れた骨を固定する手術（骨接合術）が行われます。いくつかの方法があり、折れ方に応じて選択しているのですが、いずれも骨折した部分を金属性インプラントで固定し、動かなくします。骨の折れ方にもよりますが、強固な固定ができるため、大多数の方が翌日から、立って歩くリハビリを始められるようになります。

写真１　人工骨頭置換術

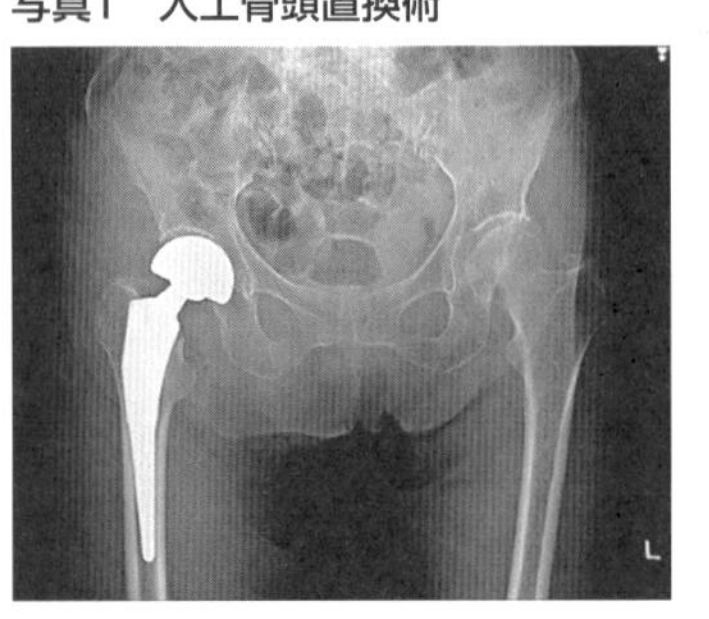

写真２　骨接合術

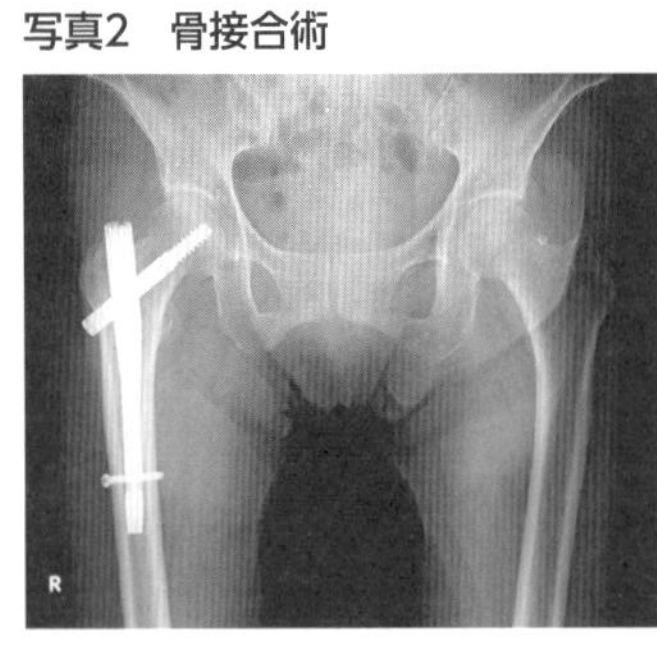

橈骨遠位端骨折の手術

次にご紹介するのは、前腕にある2本の骨のうちの橈骨が、手首のところ（遠位端：体の中心から遠い端）で折れてしまう骨折です（図表2）。大腿骨骨折と同様に、高齢者が転んで手を突いた際に起きてしまうケガです。しかし、若い方々がスポーツや事故で受傷するパターンもあり、特に最近増えているのがスノーボードや自転車での転倒事故です。

発生率はやはり、加齢とともに増加し、70歳以上では若年者に比べて男性で2倍、女性では17・7倍となり80歳がピークとなります。

治療は変形が少なければそのまま、変形がある場合は局所麻酔で痛みをとり除いた状態で整復操作（折れた骨の形をひっぱったり押さえつけたりして整える）を行い、前腕から手の甲、手のひらまでをギプスなどで固定します。およそ1カ月程度で骨折部が動かなくなり、ギプスが外れますが、骨がケガの前と同様の強度に回復するまでには、さらに2カ月程度が必要です。

骨折部を固定することで、強い痛みは数日で治まりますが、ギプスなどでは骨折部を固定する力が不十分な場合もあり、整復を受けてから1カ月程度の期間は変形が戻ってしまうことがあります。

手術は、現在ではプレート（写真3）とスクリューで骨折部を固定する方法が主流です。手首の手のひら側から骨の折れた箇所を開き、形を整えて固定します。

写真3　プレート固定術

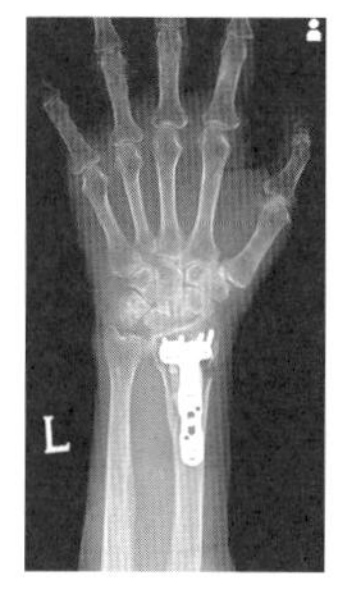

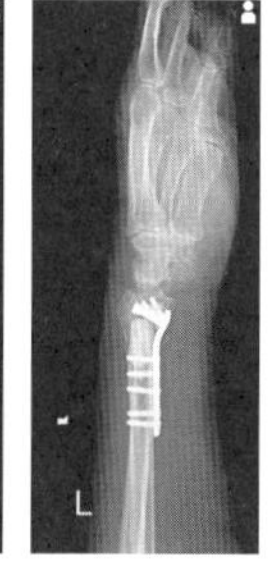

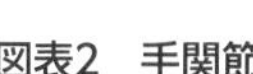
図表2　手関節

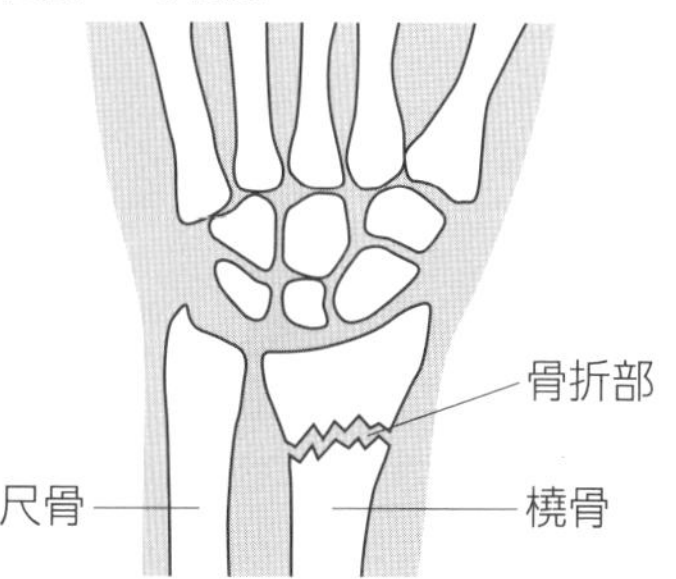

折れ方にもよりますが、かなり強固に固定することができるので、多くの人が2週間程度で、日常生活での動作程度になら手を使えるようになります。

手首の骨折、手術する？しない？

橈骨遠位端骨折（とうこつえんいたんこっせつ）についても「手術した方がいいですか？しなくていいですか？」を考えていきましょう。橈骨は血液の流れが豊富な骨なので、癒合はしやすいです。片手のケガですから、不自由をがまんできればある程度の生活動作やお仕事が可能な人も多いでしょう。そこで、骨折の変形が許容の範囲かどうかが問題となります。

ここで、手首の動きを考えてみてください。手首は手のひら方向と甲の方向にそれぞれ曲げ伸ばしができ、親指側、小指側にも曲がります。さらに手のひらを上に向けたり下へ向けたりと、実にさまざまな動きができます。このような複雑な動きを可能にする人体の構造のすばらしさは、単に生物の進化の結果とは考えにくく、神様が工夫を凝らして造ったとしか思えません。複雑な動きができるからこそ、骨の変形はその程度に応じて、手の動きに影響を及ぼします。

しかしながら、極端なことをいえば、手首が動かなくても机の上のものを押さえられる程度の機能で、生活が事足りるという方もいます。一方、職業や趣味で極めて繊細な作業をしている方にとっては、この骨折の変形による生活への影響の程度は大きいでしょう。人によって変形の許容範囲が異なることが、おわかりいただけると思います。

手術療法が行われているのは、全体の20～30％といわれています。しかし、その割合は年々増える傾向にあります。かつては許容の範囲だと判断された変形に対して、よりよい結果を求めて手術が行う場合もありますし、これまでは手のつけようがなく、手術できなかった骨折にも、対応できる手術器具[※2]や技術が開発されたということもあります。また近年では、骨粗しょう症の進んだ高齢者の骨の折れ具合が、深刻で明らかに許容範囲を超える場合が多いことも、手術が増加している理由のひとつです。

橈骨の骨折は特に、個人によって「この骨折、手術した方がいいですか？しなくていいですか？」が異なるものです。担当のお医者さんと十分に話し合って、治療法を考えましょう。

※2 ロッキングプレート、関節鏡視下手術などが知られています。

まずは骨折をしないことが大切！

上肢と下肢の代表的な骨折を例に挙げ、骨折の治療法の考え方について話をしてきました。今回触れることができなかった骨折についても、同じような点を考慮して、治療の方法を選択しています。

最後にぜひお伝えしたいことは、骨折の予防についてです。高齢者の骨折の多くは屋内での転倒が原因で、特に自宅内でのケガが大半です[※3]。足元の段差をなくすことや、床や廊下の整理整頓を、改めてご確認いただけると安心です。

※3 ほかに、骨粗しょう症があれば治療する、ロコモ（骨・関節・筋肉・神経などの機能低下）を防ぐ運動などをする、といったことが勧められます。

関節の痛みを乗り越えて元気に生活するために

医学研究科整形外科学　東部医療センター　教授　永谷 祐子

関節リウマチは、全身の関節に痛みや腫れが出て、時間の経過とともに関節が壊れていく病気です。早期診断と早期治療が重要ですので、本稿からこの病気について知っていただければ幸いです。

関節リウマチとはどんな病気でしょう？

関節リウマチでは、関節の「滑膜（かつまく）」[※1]に起きた炎症が、軟骨や骨を破壊していきます（図表1）。関節が変形してしまうと、さまざまな機能障害が起き、それまでの生活を継続するのが困難になります。

日本には、現在80万人以上の患者さんがいると推定されています。30歳代から60歳代での発症が多く、男性より約4倍女性に多く認められます。この年代にはさまざまなライフイベントがあります。関節リウマチという病気が生活に及ぼす影響は大きいでしょう。

図表1

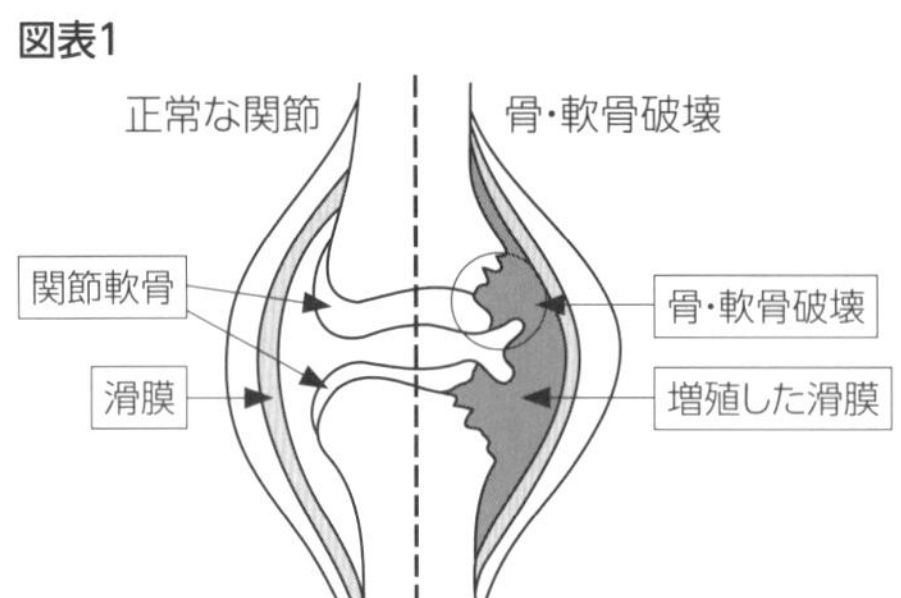

※1　**滑膜**
関節を包む袋（関節包）を覆っている薄い膜状の組織。滑膜がつくり出す関節液は、関節をなめらかに動かす潤滑油の役目を果たす。

しかし、最近は抗リウマチ薬が進歩して、関節破壊を食い止められるようになり、健康な人とほぼ変わらない生活を送る患者さんが増えています。そのためには早期診断と、できるだけ早くからの治療が不可欠です。

リウマチはどんな症状から始まるのでしょう?

朝起きたときの手のこわばりや、手指（指のつけね＝中手指節関節、第2関節＝近位指節関節）、手首、足指の小さい関節の痛み、腫れから始まる場合が多いです。関節リウマチというと、写真1のような手の変形を想像される方も多いと思いますが、足から症状が起きることも少なくありません。

関節症状の出やすい部位を、図表2に示します。炎症を起こした関節は腫れますが、滑膜炎による腫れは、やわらかい腫れであることが特徴です。炎症が強い場合には、赤みや熱感を伴うこともあります。

関節の痛みや腫れは、最初は1つ、2つ、3つと少数ですが、時間が経つにつれ数が増えて、左右対称に出るようになっていきます。関節の動かし始めにこわばりが出て、使っているうちにだんだん動かしやすくなる、という方もいます。特に朝起きたときに、こわばりを最も強く感じるため、〝朝のこわばり〟と表現されます。

なお、40歳代以降の女性に多く発症する、指の第1関節（遠位指節関節）が変形し、曲がってしまって痛みが出る「へバーデン結節」という病気があります。

図表2

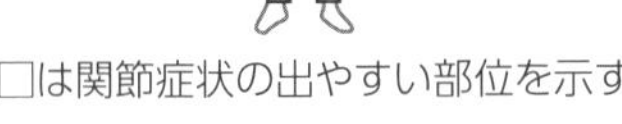
□は関節症状の出やすい部位を示す

写真1

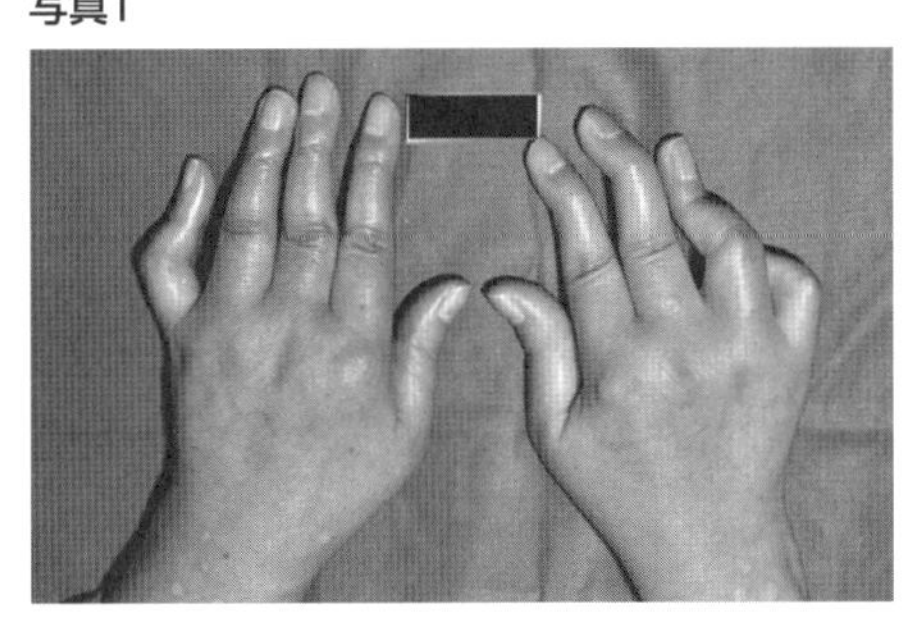

原因は不明ですが、X線検査でみると変形性関節症[※2]で、関節リウマチとは異なる病気です。

高齢の方が関節リウマチを発症した場合には、早期からひざや股関節といった大きな関節に症状が出ることがあります。ひざや股関節が破壊されると、〝歩く〟という日常生活に欠かせない動作に大きな影響が出ます。

関節リウマチは、発症から最初の1年が特に、関節が壊れるスピードが最も速いとわかっていますので、早期に関節リウマチの診断をつけ、治療を始めることが重要です。

関節リウマチの合併症

関節リウマチの症状は、関節にだけ出るのではありません。関節炎が薬などで抑えきれず、ひどい炎症を起こしているときには、体重減少や全身の倦怠感、貧血、発熱が認められます。発熱は37度台のことが多く、38度を超える場合は、感染症など別の病気が考えられます。

闘病期間の長い方では、ひじの伸側（手の甲の側）や後頭部など機械的な刺激を受けやすいところに、「リウマトイド結節」と呼ばれる皮下結節[※3]ができます。通常は関節炎が収まれば、小さくなったり消えたりします。滑膜の炎症がひどいときには、ひじや脇の下などの関節近くのリンパ節が大きくなることもあります。

※2 変形性関節症
関節のクッションである軟骨が、加齢や筋肉量の低下などによりすり減って、痛みが生じる病気。

※3 結節
小さなコブのような固いしこり。大きさは米粒大だったり、あずき大だったりとさまざま。

肺に「リウマチ肺」とも呼ばれる間質性肺炎[※4]が起こることもあり、定期的な胸部X線検査が必要です。「シェーグレン症候群[※5]」を合併すると、涙や唾液が出にくくなります。

関節リウマチの原因は？

ウイルスや細菌などの病原体から体を防御したり、体の中の老廃物や死んだ細胞、発生したがん細胞を排除したり、傷ついた組織を修復したりするはたらきのことを「免疫」といいます。たとえば、はしかなどのウイルス性の病気に一度感染して回復すると、体内に抗体ができ、同じ病気にはかかりにくくなりますが、これも免疫の役割のひとつです。

なんらかの原因でこの免疫の仕組みに異常が起き、自分の関節組織を自分のものではないと判断して、軟骨や骨を攻撃してしまうのが、関節リウマチです。遺伝性の病気ではありませんが、この病気にかかりやすい遺伝的な素因は存在します。

最近では、喫煙や歯周病が、関節リウマチの発症や増悪の危険因子であることがわかってきました。禁煙や口の中のケアが、病気を悪化させないためにも大切です。

※4　間質性肺炎
肺には肺胞（はいほう）という袋状の組織があり、そこで酸素と二酸化炭素の交換が行われている。この肺胞と肺胞の間を「間質」といい、関節リウマチによって間質に炎症が起こって、次第に硬くなっていくのが「間質性肺炎」。症状が進むと肺は弾力を失い、呼吸の効率が悪くなって、息切れや呼吸困難などの症状が現れる。

※5　シェーグレン症候群
涙や唾液をつくる涙腺、唾液腺などの外分泌腺に慢性的に炎症が生じ、涙や唾液の分泌が低下、乾燥症状を呈する自己免疫性疾患。

関節リウマチはどのように診断されるのでしょうか？

関節リウマチの診断には、長い間1987年にアメリカリウマチ学会が定めた診断基準が使われてきました。[※6]4項目の臨床症状と血清[※7]リウマトイド因子、リウマトイド結節、X線写真の変化の7項目からなり、4項目以上あてはまると、関節リウマチと診断します。ただし、臨床症状は6週間以上持続していることが判断基準となっており、この診断基準では発症から早期の患者さんを関節リウマチと診断できないことが多く、早期診断には不向きでした。

そこで2010年に、アメリカリウマチ学会とヨーロッパリウマチ学会が合同で、新しい診断基準を発表しました。この基準は、少なくとも1つ以上の関節で腫れを伴う炎症（滑膜炎）がみられ、原因として関節リウマチ以外の病気が認められない場合に用いられます。①症状がある関節の数、②リウマトイド因子または[※8]抗CCP抗体、③[※9]CRPまたは[※10]赤沈、④症状が続いている期間、の4項目の点数を合計し、6点以上であれば関節リウマチと診断し、抗リウマチ薬による治療を開始します。日本リウマチ学会でもこの基準が検証され、早い時期での関節リウマチ診断に役立つことが示されました。

ただし、この診断基準では、関節リウマチ以外の病気でも合計6点以上になってしまうことがあります。点数をつける前に、ほかの病気がないか十分に検討する必要があります。早期の関節リウマチにおいては、リウマチ専門医による診断

※6　4項目の臨床症状とは
①朝のこわばりが、少なくとも1時間以上ある。
②少なくとも、3関節領域以上が同時に腫れている、または関節液が溜まっている。
③手関節、中手指節間関節（指の根元）、または近位指節間関節（第二関節）に腫れがある。
④関節炎が左右対称に出ている。
これらの症状が6週間以上持続する。

※7　リウマトイド因子
関節リウマチでは、自分の細胞や組織に対する抗体が生み出されるが、リウマトイド因子はそのひとつ。リウマチ患者さんの約75％で陽性となる。肝硬変や慢性肝炎、結核のほか、健康な人でも陽性になることがあり、リウマチ診断に絶対的なものではない。

※8　抗CCP抗体
関節リウマチに特異的な自己抗体。関節リウマチでの感度はリウマトイド因子と同等だが、特異性が高いという特徴がある。発症早期に血中に出現してくることから、早期診断に有用。

を受ける方がよいでしょう。

どのような検査をするのでしょうか？

関節リウマチの診断に役立つ検査は、血液検査（血清中のリウマトイド因子、CRP、赤沈）と、手足のX線検査です。リウマトイド因子は、リウマチの患者さんの80％くらいで陽性になりますが、陽性にならない方もいます。その場合は、抗CCP抗体を測定します。反対に、健康な方でリウマトイド因子が陽性になることもあります。健康診断でリウマトイド因子が陽性になっても、特に症状がない場合は、心配せずにリウマチの専門医に相談してください。

関節のX線検査は、痛む関節の骨や軟骨の壊れ具合をみるのに役立ちます。定期的に撮影することで、進行度をチェックします。関節超音波検査も、滑膜炎をとらえることができ、簡単でよい検査です。また、肺の合併症を、胸部X線検査や胸部CT検査で定期チェックしていきます。

また、関節リウマチではお薬による治療を長期間にわたって行うため、お薬の副作用に気をつけなければなりません。強力な免疫抑制剤を使うこともあるため、安全に、合併症に注意しながら治療を進めていく必要があります。そのため、尿検査（タンパクや赤血球）、血液検査（貧血、白血球、血小板）、血液生化学検査（肝機能、腎機能）、胸部X線検査を定期的に行います。

※9 CRP
体内で炎症が起きると増える「C反応性タンパク質」のこと。どの臓器に異常が起こっているかまではわからないが、検査値から炎症状態の経過をみることはできる。

※10 赤沈
赤血球沈降速度の略。血液を抗凝固剤の入っている試験管に入れて混合し、垂直に立てて静置すると、やがて赤血球が下へ沈み、上澄みの血しょうが上に残る。この赤血球が測定開始1時間後に何㎜沈んだかを測ったものが、赤沈。炎症を伴う病気の有無や程度がわかる。

どのような治療法があるのでしょう?

関節破壊を食い止め、健康な人とほぼ変わらない生活を送るには、関節が壊れてしまう前からの治療が不可欠です。基本となるお薬は、抗リウマチ薬と呼ばれるお薬です。

関節リウマチと診断されたら、まず使用を考慮されるのが「従来型合成抗リウマチ薬」です。代表的なものが「メトトレキサート」で、ほかに「サラゾスルファピリジン」や「ブシラミン」などがあります。メトトレキサート、後述の生物学的製剤やJAK阻害剤を始める前には、腎臓・肝臓の機能を調べ、肝炎ウイルスや結核、真菌などの感染がないか検査します。これは、潜在性の結核感染や、肝炎ウィルスの再活性化の危険を防止するためです。また、単純胸部X線検査やCT検査などで、間質性肺炎の有無をチェックすることも重要です。

妊娠を希望される方がメトトレキサートを使用する場合は、妊娠計画の3カ月前にはお薬を中止しなければなりません。母乳への移行もあるので、授乳中の投与も禁忌です。妊娠を希望される方には、ほかに使用可能なお薬もありますので、リウマチの専門医への相談をお勧めします。

従来型合成抗リウマチ薬を使用しても効果不十分な場合には、「生物学的製剤」や「ターゲット型合成抗リウマチ薬」が用いられます。

生物学的製剤は、炎症を引き起こすタンパク質や細胞を、抗体が抑え込む仕組みを利用しており、注射で抗体を投与します。現在日本で使用できる生物学的製剤は、「レミケード®」、「エンブレル®」、「アクテムラ®」、「ヒュミラ®」、「オレンシア®」、「シンポニー®」、「シムジア®」、「ケブザラ®」で、さらに「バイオシミラー[※11]」も発売されています。現時点では生物学的製剤の比較試験はほとんどないため、お薬間の優劣はつけられませんが、点滴や皮下注射など投与の仕方、投与間隔の違いなども考慮して、選択されます。副作用に関しても、ほとんど差はないといえます。使用する前には、メトトレキサートと同じような検査が必要です。

ターゲット型合成抗リウマチ薬は、炎症を引き起こすタンパク質（サイトカイン）をつくる指令を出すシグナル（ＪＡＫ）を阻害するお薬で、注射ではなく口から飲むお薬です。生物学的製剤と同等の力を持ちますが、日本人では帯状疱疹（ほうしん）の発症率が上がっており、注意が必要です。

また、当初骨粗しょう症の治療薬として販売された「プラリア®」という注射薬は、リウマチの骨びらんをもたらす破骨細胞を抑え込む力を持っています。骨破壊抑制効果が報告されたことから、関節リウマチの治療薬としても承認されました。

このように、抗リウマチ薬の進歩によって、寛解（かんかい）を目標にした治療が可能になってきました。〝寛解〟とは症状がほぼなくなり、炎症が抑えられた状態を意味し

※11　バイオシミラー
生物学的製剤の後続品。特許期間、再審査期間が満了した先行生物学的製剤と同等／同質の品質、有効性、安全性が確認され、先行生物学的製剤と類似のものであるとして承認された医薬品のこと。

ます。検査で炎症反応がなくなったことが確認できるだけではなく、腫れや痛みが消え、関節の破壊がほとんど止まり、体の機能が維持される、ということです。寛解に入った後は、この状態を維持することがとても重要です。寛解に入った途端に自己判断で治療を中止してしまうと、炎症がふたたび強くなり、より強いお薬が必要になることもあります。深い寛解に入ったときには、お薬を減量したり、やめたりできることもありますが、その際は主治医の先生と十分相談して治療を進めていきましょう。

中には、お薬の効果が得られない患者さんや、合併症によって強力な治療ができない患者さんもいて、少しずつ関節が壊れてしまうことがあります。このような場合には、手術によって関節のはたらきを回復させることも可能です。

感染症に気をつけて

関節リウマチでは、病気そのものと治療薬の両面から、感染症に気をつける必要があります。手洗い・うがいといった感染予防や、肺炎球菌ワクチン、インフルエンザワクチンの接種が勧められます。歯磨きなどの口腔ケアや、バランスのよいお食事、適度な運動も大切です。

喫煙が、関節リウマチの発症リスクを上げることはよく知られています。喫煙は治療効果も下げてしまうので、禁煙は治療を進めていくうえで、極めて重要です。

関節リウマチの治療と同じように、合併症も早期発見、早期治療が最も大切です。身体の不調に気づいたら、抗リウマチ薬は中止し、少しでもおかしいと感じたら、すぐに医師に相談しましょう。

関節が壊れてしまったら、もう歩けないの？

薬物治療の恩恵により、手術治療の必要ない関節リウマチの患者さんが増えてきました。しかし、関節の機能障害のために、手術が必要な方もまだまだおられます。

手術には、大きく分けて滑膜切除術、人工関節置換術、関節固定術、関節形成術があります。「滑膜切除術」は、炎症により増殖した滑膜を切除する手術です。部位によっては、関節鏡を用いて身体に負担のない形で行うことができます。ただし、ひどく破壊されてしまった関節に、この手術はできません。

関節がひどく破壊されて日常生活に支障をきたす場合には、「人工関節置換術」が行われます。対象となるのは、股関節（写真2）、ひざ関節、足関節、手指足趾（そくし）関節、ひじ関節（写真3）、肩関節です。この手術の最大のメリットは、痛みが取れて動くというところ。股関節、ひざ関節、足関節など体重のかかる関節が壊れてしまうと、歩行に障害をきたし、運動できないことによる筋肉の萎縮（いしゅく）が起こり、さらに骨粗しょう症が進む…などと、健康寿命に関わる状態が引き起こされますが、人工関節によって豊かな生活を送れるようになります。しかし、感染や脱臼、人工

写真2

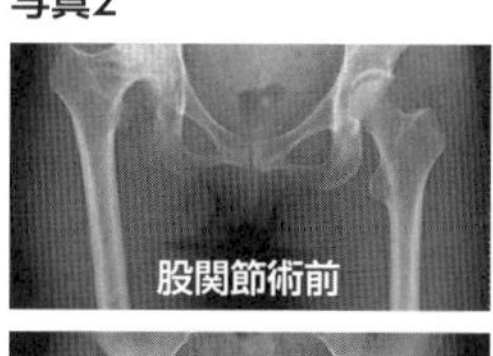
股関節術前

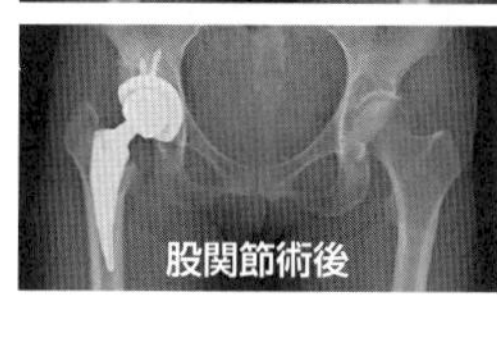
股関節術後

写真3

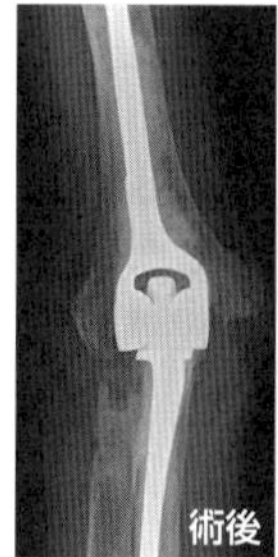
術後

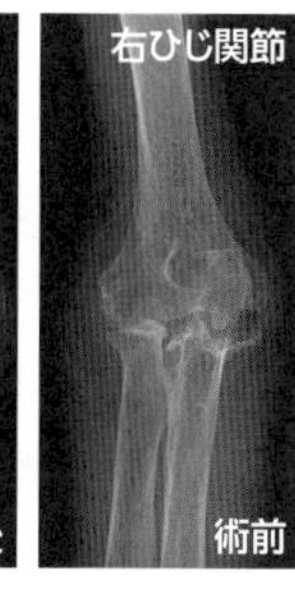
右ひじ関節
術前

関節の摩耗といった合併症が起こることもありますので、主治医の先生と十分にお話をすることが大切です。

足関節、手関節などで痛みを確実に取り除き、支持が必要な場合には、「関節固定術」を行います。ひじ関節や、前足部（写真4・5）、手関節などでは、関節の構造を保ちつつ機能を回復するために、「関節形成術」も行います。滑膜炎によって指を伸ばす腱が切れてしまった場合には、関節形成術とともに「腱移行術」や「腱移植術」を行います。

東部医療センターの整形外科は、リウマチ・骨粗鬆症センターを併設しています。整形外科専門医はもちろんのこと、リウマチ専門医、人工関節認定医、手外科専門医が揃っているため、早期診断から最新の薬物治療、そして人工股関節置換術、人工膝関節置換術、人工足関節置換術、足関節固定術、前足部関節形成術、人工肘関節置換術、手関節形成術、人工指関節置換術、各関節の鏡視下滑膜切除術などを、患者さんの病状に合わせて行うことができます。

早期の関節リウマチは、診断基準が満たずに確定診断をつけることが困難な場合もあります。このような場合は、かかりつけ医に相談のうえ、リウマチ専門医におかかりください。

写真4

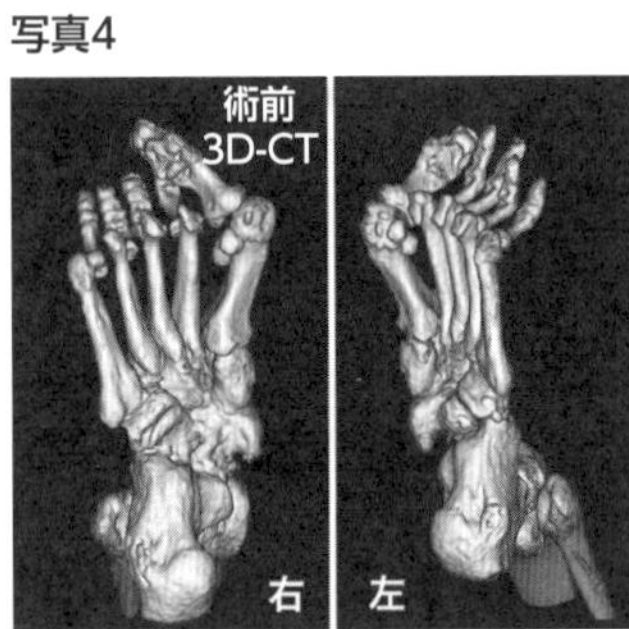

写真5

コラム Column 2

ご存じですか？ 難聴は認知症の最大の危険因子

医学研究科臨床感染制御学　東部医療センター　特任教授　村上 信五

健康長寿が叫ばれる中、超高齢社会において認知症が急増しています。老化現象といってしまえば身もふたもありませんが、認知症にはなぜなるのでしょうか。予防や、発症を遅らせることはできないのでしょうか。

2017年7月、国際アルツハイマー病会議において、認知症予防などに関するランセット国際委員会は、認知症の危険因子として何が挙げられるかを発表しました。予防可能なものとして9つの因子が挙げられましたが、その中でも「難聴」が、「高血圧」や「肥満」、「糖尿病」を抜いて、最も危険な認知症の発症因子だと指摘されました。

なぜ難聴が認知症を引き起こすのでしょうか。その理由は、難聴になると脳への情報が減り、神経細胞が萎縮してしまいます。そして難聴のために人とのコミュニケーションがうまくいかず会話を避けるようになると、次第に抑うつ状態に陥ったり、社会から孤立してしまうからです。しかし逆に、補聴器などで「聞こえ」を取り戻すことができれば、脳は活性化され、家族や友人とのコミュニケーションを楽しみ、認知症を予防できることにもなります。

認知症発症の危険因子

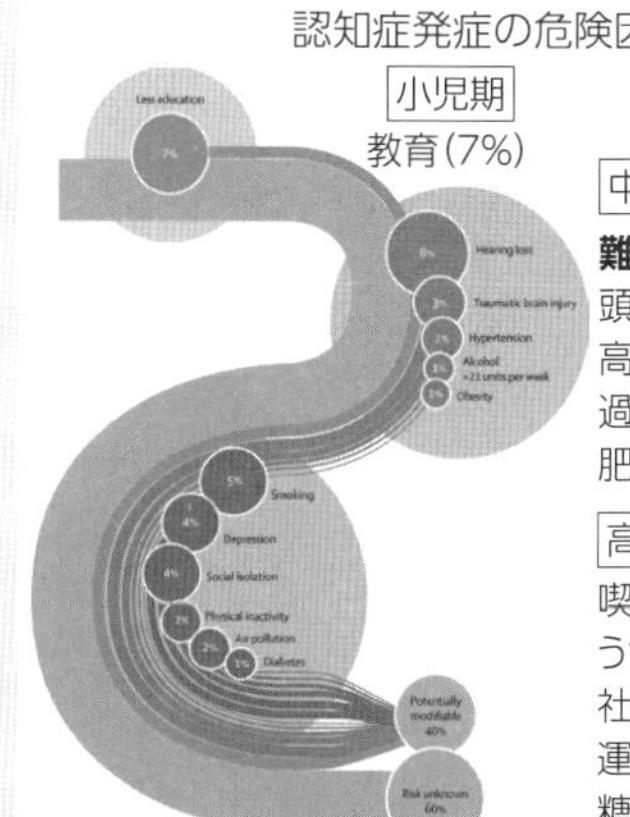

小児期
教育（7%）

中年期 45-65歳
難聴（8%）
頭部外傷（3%）
高血圧（2%）
過度の飲酒（1%）
肥満（1%）

高齢期 65歳以上
喫煙（5%）
うつ病（4%）
社会的孤立（4%）
運動不足（2%）
糖尿病（1%）

(2020 report of the Lancet Communication 2020.7.30 改変)

難聴は、自分では気づきにくいものです。家族や友人との会話で、何度も聞き返したり、テレビの音が大きいと指摘されたら要注意です。気軽に耳鼻咽喉科を受診してください。ただし、補聴器を近くの眼鏡店や補聴器店で自己判断で購入することは避けてください。補聴器の装用には、耳鼻咽喉科の補聴器相談医による聴力の管理が大切です。

急増するパーキンソン病とあきらめない治療

医学研究科神経内科学　東部医療センター　教授　山田 健太郎

現在、日本にはパーキンソン病の患者さんが20万人いるといわれており、今後高齢化に伴ってさらなる増加（図表1）が予想されています。ですが、昨今新しい治療法が増えており、昔とはだいぶ病気のイメージが変わってきています。

パーキンソン病とは

パーキンソン病は、体の動きが悪くなっていく「運動障害疾患（Movement Disorder）」のひとつです。いったん発症すると、ゆっくりと進行する経過をとります。加齢に伴って発症しやすくなるため、高齢の患者さんが多いですが、働き盛りの若いうちから発症する患者さんもおられます。

パーキンソン病の名は、この病気を１８１７年に初めて報告したジェームズ・パーキンソン博士にちなんでつけられました。当初は比較的まれな神経の難病と考えられてきましたが、２００年の研究・治療の歴史の中で、さまざまなことが

図表1　パーキンソン病が増えている（世界的な増化）

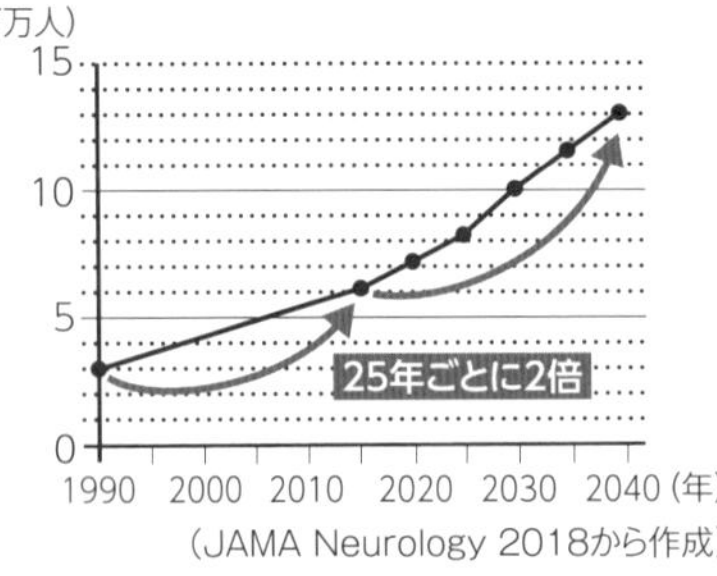

（JAMA Neurology 2018から作成）

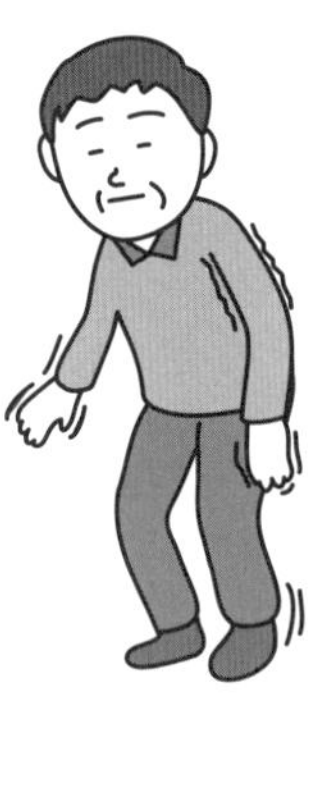

わかってきています。

脳にあるドパミン神経細胞は、主に脳の深い部分にある「中脳の黒質」という場所に集まって存在しており、健康な場合も年齢とともに減っていきます（図表2）。その減り方が通常よりもだいぶ早くなってしまうのが、パーキンソン病の患者さんです。通常50歳以上になって、ドパミン神経細胞の量が30％程度まで減ると、症状が出てくるといわれています（図表3）。

ドパミン神経細胞が減る理由はまだ明らかではありません。ただ、なんらかの原因で神経細胞内に「αシヌクレイン」という異常なタンパク質が溜まって、「レビー小体」という塊を作り、それができた神経細胞は弱って、数を減らしていくことがわかっています。このような変化は、脳の黒質だけではなく、全身の神経細胞で生じることも判明しています。

どんなときにパーキンソン病を疑うのか、どのように診断されるのか

ふるえ（振戦）、動きがゆっくりになる（動作緩慢）、筋肉の動きが固くなる（筋強剛）、転びやすさ（姿勢保持障害）などが、昔からよく知られている、パーキンソン病に特徴的な症状（図表4）です。体の動きがゆっくりになったり、歩くのが遅くなったりする動作緩慢の症状に、ふるえか筋固縮のいずれか、または両方が合わさって、診断のきっかけとなることが多いです。重症度は5段階に分けら

図表2　パーキンソン病では脳の一部の色が薄くなる

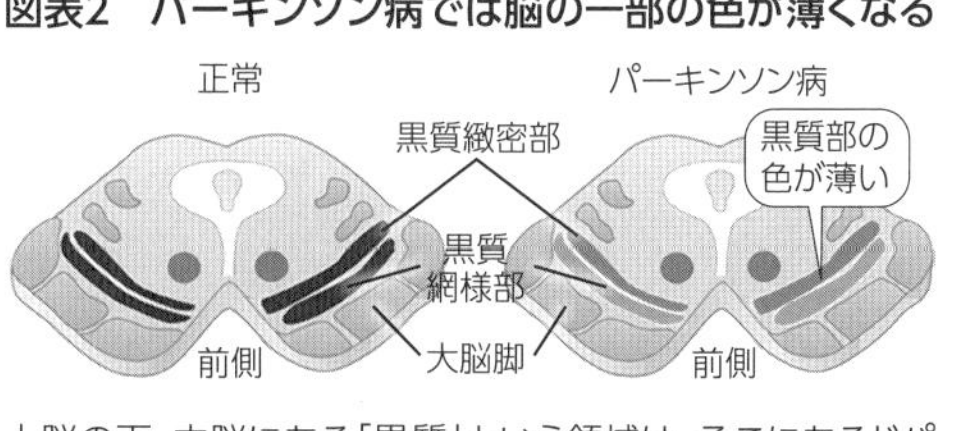

大脳の下、中脳にある「黒質」という領域は、そこにあるドパミン神経細胞がメラニンという黒色の色素を持つため黒くみえるが、ドパミン神経細胞が減少するパーキンソン病患者の脳では、これが薄くなっている

図表3　パーキンソン病における加齢と神経細胞の減少

(%)
100
80
50
30
0
正常
パーキンソン症状の出現
パーキンソン病
0 20 40 60 80 100
(年齢)

れます（図表5）。

また、パーキンソン病では、便秘や排尿障害、夜中に叫ぶ症状（REM睡眠行動異常症）などの睡眠障害、嗅覚障害、立ちくらみを起こす起立性低血圧などの症状が、発症に先行してみられることも知られています。たとえば、便秘は発症の約18年前から、REM睡眠行動異常症は約10年前から、嗅覚障害は2～7年前からみられるといわれています。こういった症状は、多汗などの皮膚症状、横になると足がむずむずしたり痛んだりする症状や、意欲低下や抑うつなどの精神症状とともに、パーキンソン病の「非運動症状」と呼ばれています。

パーキンソン病以外の神経変性疾患でも、似た症状が出ることがあり、「パーキンソン症候群」と呼ばれます。脳卒中の後遺症やいろいろな薬の副作用でも似た症状が起こるため、診断には詳細な検査が必要ですし、医師にも経験が必要です。

パーキンソン病は、通常の頭部CT検査や頭部MRI検査で、脳血管も含めて、目立った異常がみつからないのが特徴です。参考になるのは、ドパミン神経の低下を示す「ドパミントランスポーターシンチグラフィ（DATスキャン）」（図表6）や、心臓の交感神経活動を調べる「MIBG心筋シンチグラフィー」の結果です。いずれも外来でお薬を注射し、脳や心臓にお薬が届いたところで、検査室で横になって撮像する検査です。症状と検査結果を総合的に判断して、パーキンソン病の診断が行われます。

図表4 パーキンソン病の代表的な症状

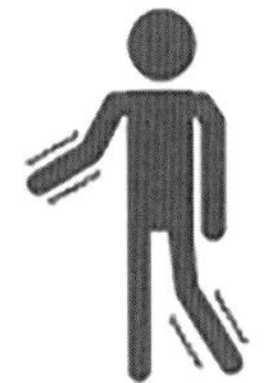

振戦
（手足のふるえ）

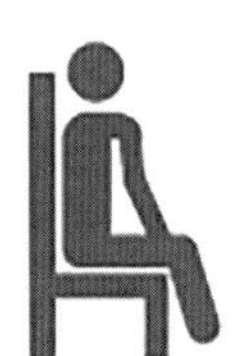

動作緩慢
（動作の鈍さ）

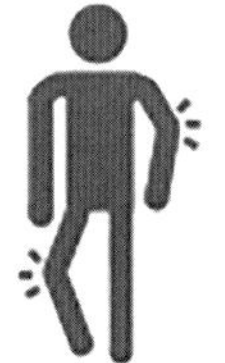

筋強剛・固縮
（筋肉の固さ）

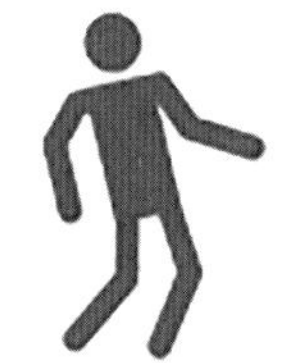

歩行障害、姿勢反射障害
（小刻みで足をすった
歩き方、転倒しやすさ）

（dbs-chiryo.jpより）

パーキンソン病の経過と薬物治療

現在、パーキンソン病には多くのお薬があり、それらのお薬を組み合わせることで一定期間症状を抑えることができます。その時期を「ハネムーン期」と呼んだりします（図表7）。

治療の中心となるのは、パーキンソン病で不足するドパミンを補う「ドパミン作動薬」です。ドパミン作動薬には、「レボドパ製剤」と、レボドパと似た構造を持ちながら、作用時間が長く、副作用として後述の運動合併症が現れることも少ない「ドパミンアゴニスト」があり、それぞれの特性に応じて使い分けが行われます。ほかに、ドパミンの分解を遅らせることができる「ドパミン分解酵素」の阻害薬（COMT阻害薬、MAO－B阻害薬）や、ほかの神経回路に作用する「抗コリン薬」、「ノルアドレナリン系作用用薬」、「アデノシンA２受容体拮抗薬」などさまざまな種類があります。

ただ、治療期間が長くなり、お薬の量が増えるにつれて、不自由な症状が出てきてしまうこともあります。これらは「運動合併症」といわれており、下記のようなものが知られています。

・ウェアリングオフ現象：お薬の効果が早く切れてしまう現象
・オン・オフ現象：お薬の効果が急に切れてしまう現象

図表5 パーキンソン病の重症度

ホーン&ヤールの重症度

1度	2度	3度	4度	5度
障害は体の片側のみで、日常生活への影響はほとんどない	障害が体の両側にみられるが、日常生活に介助は不要	明らかな歩行障害が現れ、バランスを崩して転倒しやすくなる。なんとか介助なしで日常生活は可能	日常生活の動作が自力では困難で、その多くに介助が必要	車いすまたはベッドで寝たきりで、日常生活では全介助が必要

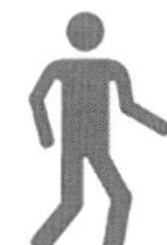
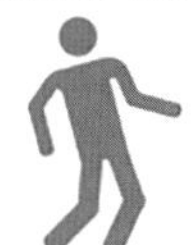
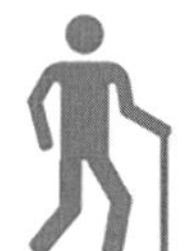
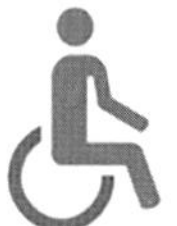

（dbs-chiryo.jpより）

・ジスキネジア：お薬の効き始めと効き終わりに体をくねらすような手足の動きが出る現象

このような症状が出てきた場合は、朝昼晩の3回ではなく、1日をもっと細かく区切って内服したり、「徐放製剤」（1回内服するとゆっくり吸収される薬）や貼り薬を用いて、ドパミンの作用が維持されるよう調整することが大切になります。

パーキンソン病のデバイス治療

お薬での治療に加えてデバイス治療（機械を使った治療）も適応になります。現在、日本で行われているパーキンソン病のデバイス治療は、2つあります。「脳深部刺激（DBS）[※1]療法」と「レボドパ／カルビドパ経腸溶剤（LCIG）[※2]療法」です。

DBS療法は2000年4月に承認された治療で、日本でも20年の歴史があります。脳深部の神経核（視床下核や淡蒼球（たんそうきゅう）など）に刺激電極（リード）を挿入して、神経刺激装置を鎖骨の下のあたりに埋め込み、間を延長ケーブルでつなぎます。この装置から、脳の神経核に対して持続的な高頻度刺激を行い、神経核の神経活動を抑制して症状の改善を得ます。

具体的な手術の流れを紹介していきましょう。まず、頭にフレームを装着し、MRI検査を行って脳内のターゲットを正確に確認します。ターゲットが確認で

図表6 パーキンソン病の画像

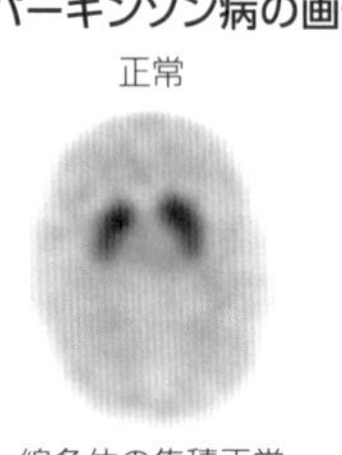

線条体の集積正常

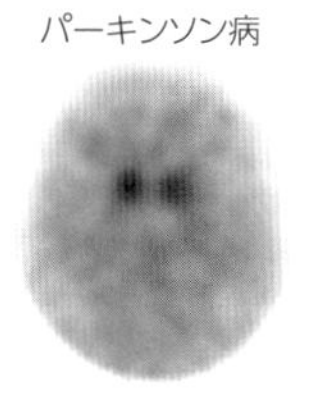

線条体の集積低下

DATスキャンではドパミンが輸送される様子からドパミン神経の機能が調べられる。正常では曲玉形のものが円形になっている

※1 **DBS**
Deep Brain Stimulation の略。

※2 **LCIG**
Levodopa/carbidopa intestinal gel の略。

きたら、脳に一円玉より小さな穴を開けて、細いリードを挿入していきます。このときに痛みを感じることはありません。

テスト刺激を行って、正しい位置にリードがあるかを確認した後、全身麻酔をします。患者さんが眠っているうちに、心臓のペースメーカーと同じぐらいの大きさの、小さな刺激装置を胸に植え込み、リードを皮膚の下を通してつないで、終了です。大きな傷は残りません。

運動合併症の劇的な改善がみられることが多く、投薬を相当量減らすことができます。

ＬＣＩＧ療法は16年10月に承認された治療で、胃ろうから小腸にチューブを入れて、持続的にレボドパ／カルビドパ経腸溶剤を投与することで、ドパミンの作用を維持し、症状を改善させる治療です。

まず、胃カメラで鼻から小腸まで細い管を入れて、そこからレボドパ／カルビドパ経腸溶剤を持続的に流し、症状がどのぐらい改善するかをテストします。鼻から管をずっと入れておくのはつらいので、効果が確認できたら、２回目の胃カメラで胃ろうをつくり、おなかから直接胃ろうを通して小腸までお薬が流れるようにします。

重度の運動合併症がある患者さんに対して、薬の作用が切れてしまう「オフ時間」を短縮し、オフ時間に出てしまう運動症状を改善するほか、非運動症状にも有用だとされています。

図表7 パーキンソン病の一般的な経過

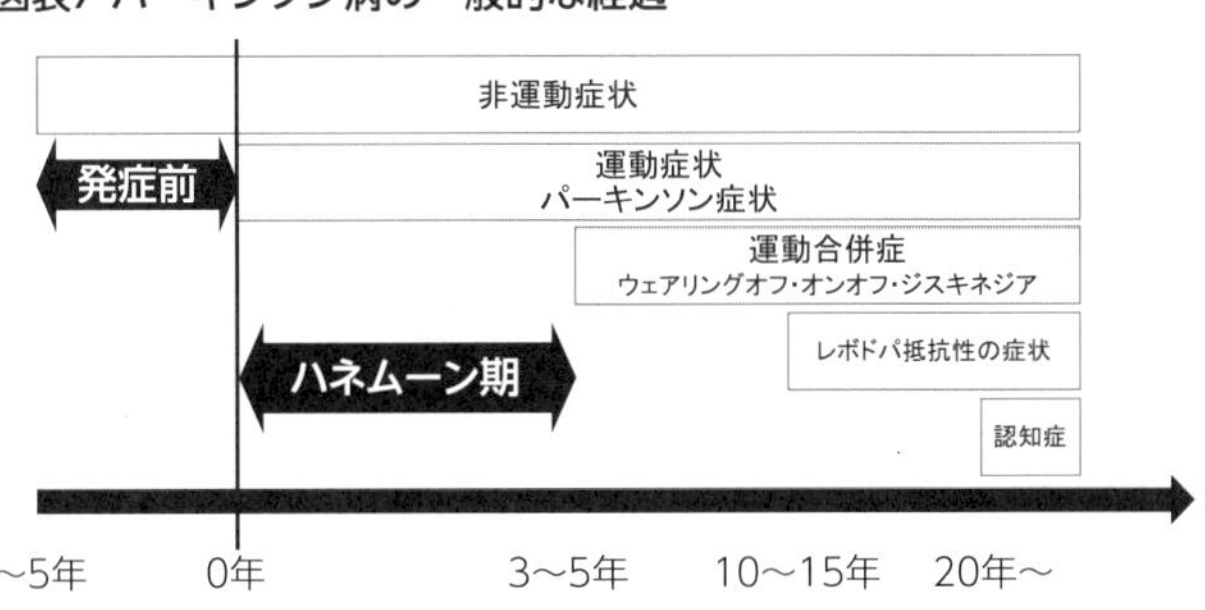

海外ではほかに、レボドパの持続的皮下注療法なども進められています。デバイス療法は、お薬での治療が難しくなった患者さんにだけ行われる治療ではなく、経過に応じて選択できる選択肢となってきています。いずれの治療も、一般的には、難病医療費助成制度や高額療養費制度の対象となります。

あきらめない治療選択とリハビリテーション

パーキンソン病の患者さんは、かつては10年で寝たきりになるといわれていました。現在はそういったことはなく、適切な薬物療法を組み合わせることで、発症から長い期間、自立した生活を送ることができるようになっています。また、お薬の治療で不都合が出てきた患者さんにおいても、デバイス療法（図表8）を導入することで「セカンド・ハネムーン」といわれるおだやかな日々を取り戻すことができたりします。

パーキンソン病の治療にはリハビリテーションが重要で、エアロバイクによる有酸素運動やストレッチなどを積極的に行うことで、症状の進行を遅らせ、生活に支障のない状態を長く保つことができます。バランス運動も重要で、筋力を落とさないように保つことが大切です。

声が小さくなる、かすれるなどの、しゃべりにくさの症状にも、リハビリテーションは有効だといわれています。カラオケや音読は、話し言葉のリハビリによいでしょう。

図表8　パーキンソン病のデバイス治療

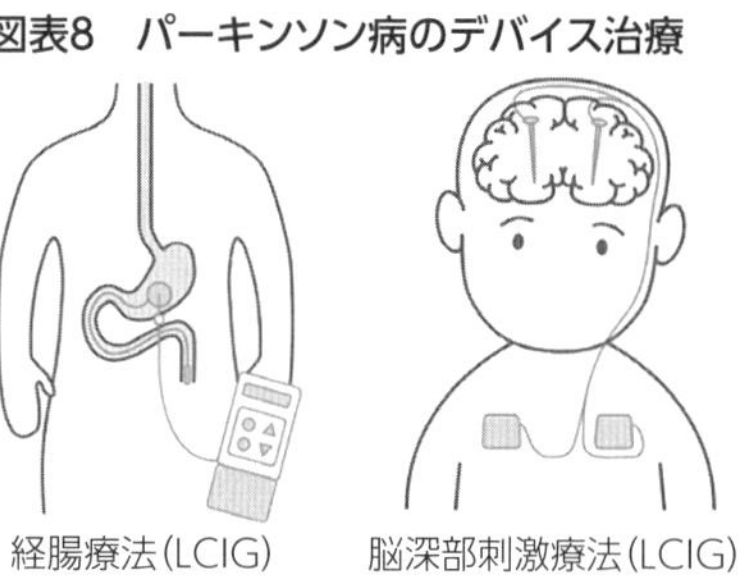

（パーキンソンスマイル.netより）

転倒を予防することも大切です。パーキンソン病の患者さんの転倒には、バランスの障害と歩き出しのすくみ足が関係することが多いです。立ち上がる、椅子に腰かける、身体の向きを変えるときなどにバランスを崩して転ばないように注意する、歩き始めのすくみ足と歩行中の小さな段差に注意する、などが大切です。歩き出す際に1、2、1、2とかけ声をかけたりすると、すくまなくなります。

転びやすさは人それぞれにくせがあり、理学療法士さんにチェックしてもらって、転倒しないためのコツを学んでいただくこともあります。家の中では、床にものを置かず、家の中を広く使うなど、転ばない環境づくりも重要です。

新たな希望が見いだされるパーキンソン病の治療

パーキンソン病の患者さんは増えていますが、新しいお薬やデバイス治療など、治療法も増えてきました。iPS細胞を用いた再生治療もパーキンソン病にも応用されつつあり、まだ研究段階ですが国内でも治験が開始されています。

リハビリテーションや転倒予防についての知見も、集積されつつあります。社会的支援（指定難病医療費助成制度など）もあります。

まずは正しく診断を受け、病気を知り、治療を始めることが大切です。現在の生活を続け、不自由さをあきらめないため、できるだけ気持ちを明るく保ち、前向きに病気とうまくつきあっていきましょう。われわれ脳神経内科医は患者さんと共に歩み、そのお手伝いをさせていただきます。

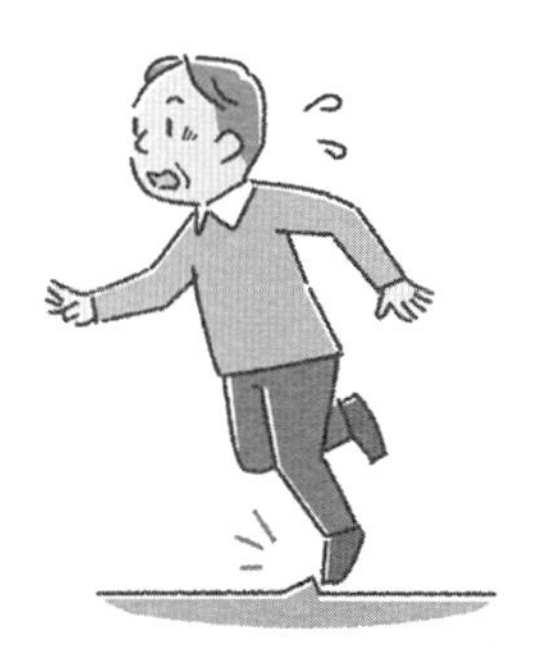

ペースメーカーよもやま咄（ばなし）

医学研究科循環器内科学　東部医療センター　教授
村上　善正

心臓の拍動をサポートするペースメーカーは、昨今進化しており、より快適に人生を送るための道具となっています。ペースメーカーについて、基礎からお話しします。

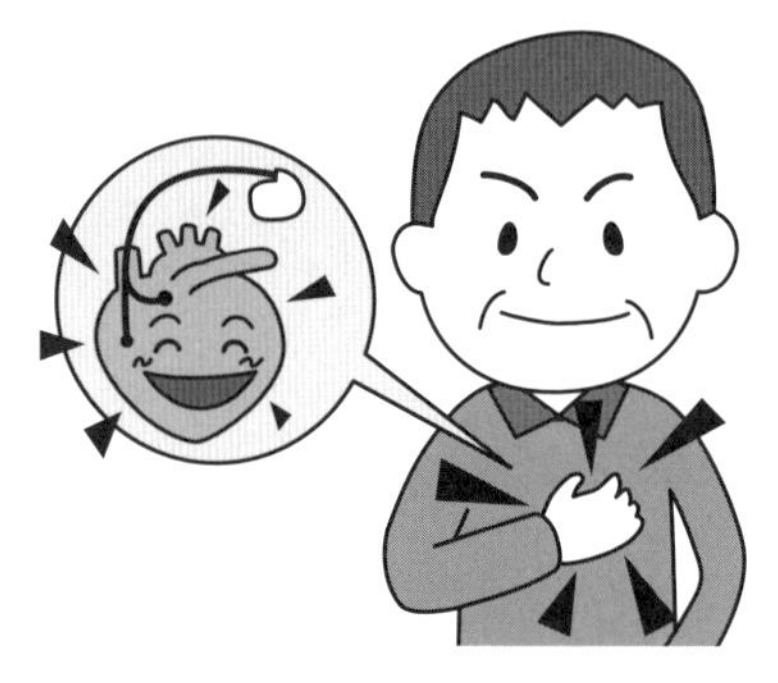

心臓は高性能ポンプ

心臓は、１㎜の10分の1ほどの大きさの心筋細胞が、約１００億個集まってできています。４つの部屋に分かれていて、上の２つが右心房、左心房、下の２つが右心室、左心室と呼ばれます。

心臓は1分間に50～１００回規則的に収縮し、約５ℓの血液を体に送り出す高性能ポンプです。血液を送り出す拍出力の源は、小さな心筋細胞個々の収縮力です。ひとつひとつの収縮力は小さいですが、何十億と集まると、強大な収縮力となります。

心臓全体が1回ドクンと収縮するとき、すべての心筋細胞がそれぞれ1回収縮します。力をそろえるには、タイミングが重要です。心筋細胞がバラバラに勝手気ままに収縮すれば、心臓から血液は拍出されません。心室であれば数十億個の心筋細胞が、0・1秒の間にいっせいに収縮を開始しています。心臓には、4つの部屋を絶妙のタイミングで収縮させて、最大のパフォーマンスを発揮させる仕組みが備わっているのです。

心臓を指揮しているのは電気

心筋細胞の収縮の開始には、微少な電気刺激が必要です。個々の心筋細胞は電気刺激を待っていて、刺激を受けたタイミングで収縮を開始します。つまり、心臓の指揮命令は電気で伝えられているといえます。この命令系統を「刺激伝導系」といいます。命令は心臓内を、遅いところで毎秒20cm、早いところで4mものスピードで伝えられます。

図表1を見てください。まず電気は、右心房の頂上あたりの「洞房結節（どうぼうけっせつ）」（自分で電気をつくることができる組織）で発生します。この組織は、脈拍数（1分間の収縮回数）をコントロールしています。脈拍数は、皆さんの体の筋肉や臓器がどれだけ血液を欲しているかで決まります。たとえば皆さんが走れば、脚の筋肉がたくさんの血液を必要とし、それに応じて心臓は脈拍数を上げ、血液をたくさん送り出します。夜寝ている間は、脈拍数を下げます。寝ているときに体に多

図表1

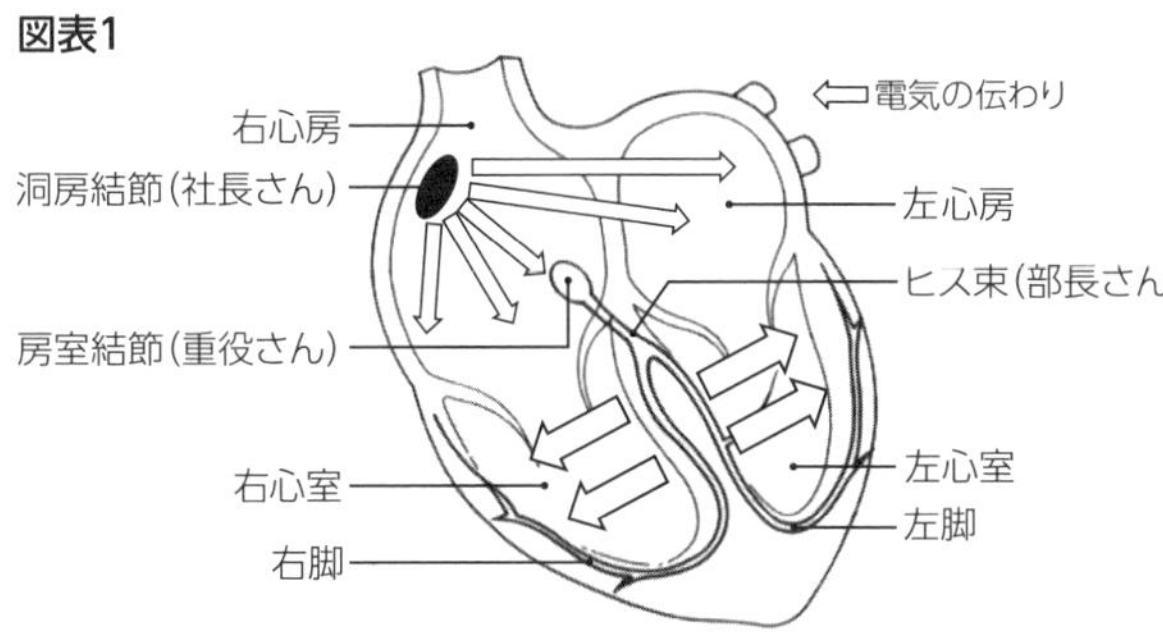

くの血液を送るのは無駄ですよね。

さて、洞房結節から発生した電気刺激は心房内に行き渡り、心房全体を収縮させます。心房の血液は、心室に押し出されます。心房の下部まで伝わった電気刺激は、心房と心室を電気的につなぐ「房室結節（ぼうしつけっせつ）」、さらにヒス束（そく）を経て、左右の心室に伝わります。最後に刺激を受けた心室が収縮すると、血液が体に押し出されて行きます。体にとって最も重要なのがこの心室の収縮で、これが脈拍として触知されます。

皆さんもよくご存じの心電図は、この心臓の電気を増幅して記録したものです。図表2上は正常な心電図ですが、心房と心室の電気が規則正しくくり返されているのがわかりますね。

刺激伝導系は、会社などの組織にたとえることができそうです。洞房結節という〝社長さん〟が直属の心房へ、房室結節・ヒス束という〝重役・部長さん〟を経て、心室という〝会社の実働部署〟まで命令が伝えられるような感じです。この指揮系統は、虚血性心疾患や心筋症など種々の心臓の病気が原因で、乱れることがあります。

不整脈の病気には〝徐脈性〟と〝頻脈性〟がある

前述した心臓の電気の発生やその伝達に、なんらかの異常が発生する病気を「不整脈疾患」といいます。不整脈は、正常より速い脈になる「頻脈性（ひんみゃく）不整脈」と、

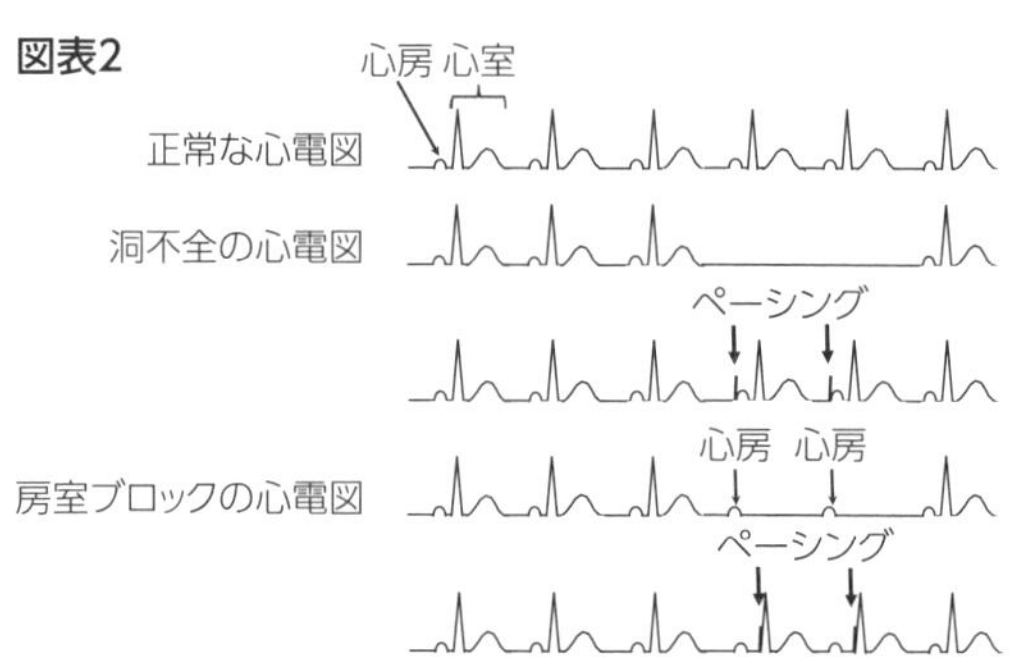

遅い脈になる「徐脈性不整脈」に分けられます。

徐脈性不整脈の治療の主役になるのが、ペースメーカーです。徐脈性不整脈は、洞結節からの電気の発生が不十分になる「洞不全症候群」と、房室結節またはヒス束の電気の流れが滞る「房室ブロック」に分けられます。

洞不全症候群は、会社の社長さんがお休みした状態といえます。図表2の「洞不全の心電図」の上図のように、心房も心室も働かなくなります。

房室ブロックは、重役・部長さんが怠慢をして、社長の命令が部下に伝わらないといった感じです。図表2の「房室ブロックの心電図」の上図のように、心房は収縮しますが、心室はお休みします。

安静時でも、脈拍数が40拍／分を切ると心不全を起こしたり、心臓の収縮が3秒を越えて止まると、めまい（目の前が一瞬暗くなったり、意識が遠のく感じ）や失神（脳の血流低下による一時的な機能停止）を起こしたりします（図表3）。脳は血流不足にとても敏感な組織なので、たかだか3秒のストップでも一大事です。心臓に由来するめまいがあることを知っておいてください。

植え込み型ペースメーカーは徐脈性不整脈の代表的な治療法

植え込み型ペースメーカーは、簡単にいうと心臓を電気刺激（ペーシング）する器械（電池）です。洞不全症候群では洞結節の代わりに心房を電気刺激し、房

図表3

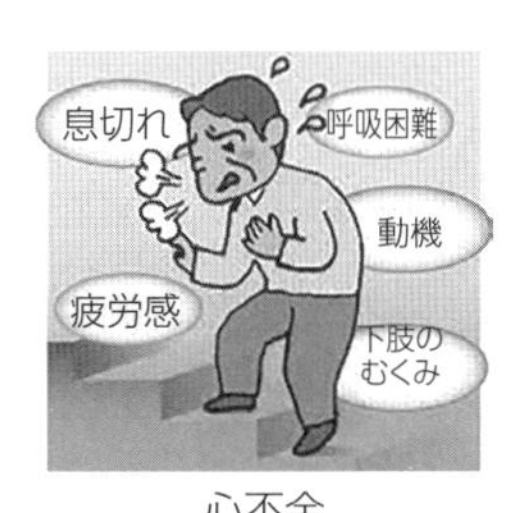

めまい・失神　心不全

（（公財）日本心臓財団
ハートニュースより）

室ブロックでは電気が伝わらなくて止まった心室を電気刺激して収縮させます（図表2の心電図のうち「ペーシング」の矢印が入っているもの）。

最も一般的な機種（図表4）は、ペースメーカー本体（ジェネレーター）および、心筋とジェネレーターの間をつなぐ2本の電線（リード）からなります。ほかに、頻脈性不整脈に対する治療機能も合わせ持った「植え込み型除細動器（ＩＣＤ）や、右心室だけでなく左心室にもリードを植え込んで心不全を治療する「両心室ペースメーカー」というものもあります。

植え込み手術では、まず左右どちらかの胸（鎖骨の下）の皮膚と筋肉の隙間に〝ポケット〟をつくり、そこにジェネレーターを納めます（図表5）。ポケットからリードを、心臓につながる鎖骨下静脈と上大静脈を経て、右心房へ1本、右心室へ1本送り込みます。リードの先端にはコークスクリュー状の固定金具がついていて、それぞれを心筋にねじ込んで固定します。

皮膚は5㎝ほど切りますが、局所麻酔で行える1～2時間程度の手術で、患者さんの負担は少ないといえます。ジェネレーターが埋め込まれた部分の皮膚は、本体の厚みだけ浮き上がって見えますが、昔に比べれば厚みが薄くなり、それほど目立ちません。電池の寿命は10年程度で、電池が消耗したら、ジェネレーターのみを交換する手術をします。

ペースメーカーには、テクノロジーを駆使した賢い機能がたくさんあります。たとえば電池消耗を抑えるために、ペースメーカーは患者さんの心臓の電気系統

図表4　植え込み型ペースメーカー

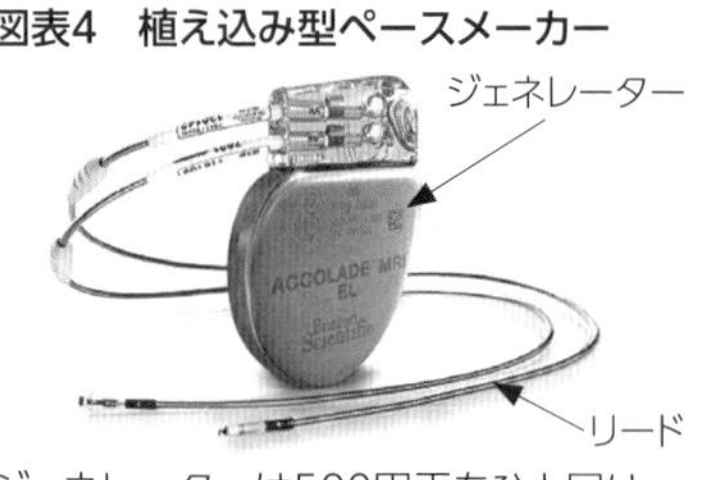

ジェネレーターは500円玉をひと回り大きくした程度の大きさで、重さは約20g

（ボストンサイエンティフィック提供）

図表5　植え込み型ペースメーカーの位置

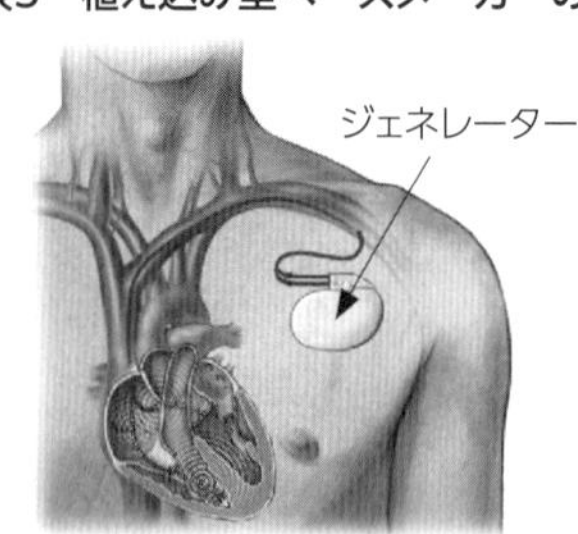

（ボストンサイエンティフィック提供）

が正常のときはお休みし、電気系統がダウンしたときにのみ作動して、一定の脈拍数（60～70拍／分）を維持するように働くようになっています。

また、先述のように、正常の心臓では脈拍数が運動時に増えますが、洞不全症候群の患者さんではこの生理的な反応が低下しているため、運動能力が落ちています。そこでペースメーカーには、患者さんの運動の程度に応じて自動的にペーシングの回数を増やす機能が搭載されています。これを「心拍応答機能」といいます。

さらに最近のペースメーカーは、電池の消耗具合やペーシングの不具合、患者さんの心臓の状況などを常にモニターしていて、定期的にかかりつけ医療機関に情報を送信します。医療機関はこの情報をもとに早期に対処できるので、患者さんはより安心な生活を送ることができます。以前よく話題となった携帯電話も、電子レンジなどの電化製品も、ほとんど問題なく使えますし、旅行にだって行けます。

また、ペースメーカーの患者さんは、かつてはＭＲＩ（磁気共鳴画像診断）検査を受けられなかったのですが、最近の製品はＭＲＩ対応となっており安心です。くわしいことは、かかりつけの循環器内科医師にお尋ねください。

リードレスペースメーカーの登場

２０１８年に、リードが不要という、革新的なペースメーカー（リードレスペースメーカー）が登場しました（図表6・写真1）。リードはジェネレーターから心筋に

図表6　リードレスペースメーカー

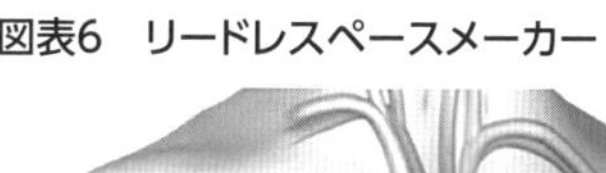

（日本メドトロニック提供）

電気を伝える大事な電線ですが、静脈をふさいでしまったり、時に劣化して断線したり、別の病気のために体に入り込んだ細菌がリードにくっついて離れなくなること（ペースメーカー感染）があります。

そうなると、せっかく植え込んだリードを抜き取って、新しいリードとジェネレーターを再植え込みすることになるのですが、これは患者さんへの負担が非常に大きく、時には開心術（外科的に心臓を切り開いて行う手術）が必要となることもあります。ペースメーカーの、最大の弱点ともいえます。

リードレスペースメーカーは、こういった経緯から開発されました。ペースメーカーはジェネレーター本体のみで、大きさは26㎜、重さはわずか2gと通常のペースメーカーの1／10です。外見上からは、ペースメーカーが植え込まれているとは、まったくわかりません。

ジェネレーターの埋め込みは、カテーテルを用いて、右の股につくった小さな創（きず）から、下大静脈を通して右心室に埋め込みます。手術時間は30分ほどです。現在は心室のみにしか埋め込むことができず、搭載機能も限定的ですが、将来的には心房にも埋め込むことができるようになるでしょう。心室と心房のジェネレーターは、ブルートゥースで交信しながら適切にペーシングを行うようになるといわれています。

写真1　リードレスペースメーカー

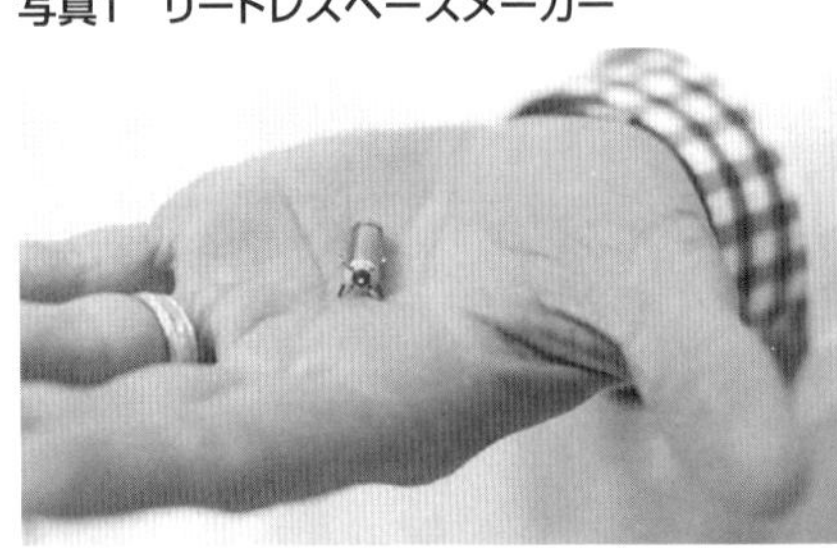

（日本メドトロニック提供）

ペースメーカーにまつわる小咄を最後に

20年くらい前の話になりますが、私が80歳代の女性患者さんに、ペースメーカーの植え込み手術について説明をしたときのこと。お嫁さんが同席されていました。説明が終わり、手術の日取りも決まった後、なぜか説明室にお嫁さんだけが残り、深刻そうな顔で私に話しかけてきました。

「ちょっと伺いたいのですが、ペースメーカーを埋め込むと、お姑さんの心臓は止まらなくなってしまうのではないでしょうか?」

一瞬、質問の意図がわかりませんでしたが、私も既婚者でしたので、はっと意味を理解しました。

「大丈夫です。お姑さんの心臓は、必ず最期には止まります。安心(?)してください」。

少し気まずい雰囲気の後、お嫁さんは納得して帰って行かれました。

これは作り話ではありません。ペースメーカーは、心臓を永久に動かす力はありません。最期のときには、心臓はペースメーカーに反応しなくなるのです。決して、笑い話ではありません。

こんな患者さんを、担当したことがあります。90歳代の女性、Aさん。ペースメーカーを10年ほど前に埋め込まれ、施設暮らしをされていました。ご高齢ですが認知症はなく、歩いて生活されていますし、デイサービスでも笑顔でゲームに興じられています。

このAさんのペースメーカーの電池が減ってきて、交換の手術が必要となりました。しかしAさんは、交換術を受けたくないとおっしゃいます。主治医も、ご家族や施設の職員も説得を試みましたが、頑として聞き入れません。

ペースメーカーが停止すれば、心不全を起こして動けなくなったり、呼吸困難になってしまったりする可能性があります。昔は、医者の言うことは絶対という時代がありました（〝医者のパターナリズム〟といいます）が、今は患者さんの理解と納得なしに治療は進められません。

主治医もさじを投げかけたとき、医師、看護師、臨床工学技士の合同会議で、別のアプローチをしてみようということになりました。臨床心理士さんに、じっくりとお話を聞いてもらったのです。すると、Aさんのこんな言葉を引き出すことができました。

「ペースメーカーを植え込んでいると、心臓が止まらなくなって死ねなくなるのじゃないか。もういい年なのだから、皆に迷惑をかけずに死んでいきたい」

先ほどのお嫁さんと、同じような内容ですね。理由がわかったので、

「交換をしないと自分が苦しい思いをするし、動けなくなってかえって皆に迷惑がかかるのですよ」

とご説明し、やっと手術を承諾していただけました。

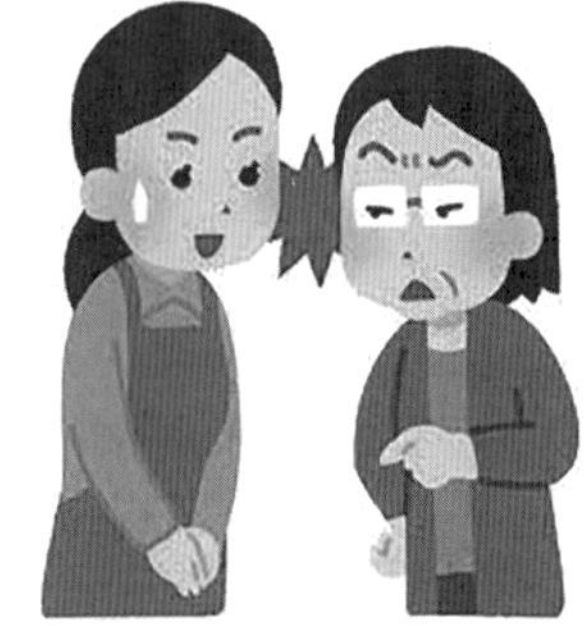

医療が高度に進歩した超高齢社会においては、いかにして人生の最期を迎えるかが、難しい問題となってきています。おそらくペースメーカーは該当しませんが、心臓を補助する植え込み型除細動器や人工心臓などの器械を体に埋め込まれた患者さんは、人生の最終段階になったとき、その器械が重荷となり得ることをあらかじめ考えておく必要があるかもしれません。望まない延命がかえって、つらいことになる場合もあるのです。

これは患者さんとご家族、そしてわれわれ医療者が、共に考えていく必要がある問題です。この話題については別の機会に譲りますが、患者さんがペースメーカーの埋め込みによって、よりよい人生を送られることを祈って、この稿を閉じたいと思います。

カテーテルで大動脈瘤（りゅう）を治そう
～ここまできたステントグラフトの進化

医学研究科心臓血管外科学　東部医療センター　准教授
水野　明宏

なんらかの原因によって大動脈が部分的に拡張する大動脈瘤。普段は症状がありませんが、放置しておくと瘤が破裂し、失血死につながる危険性があります。破裂する前に予防的に行う治療と、その進化についてお話しします。

大動脈とは

国内の主要な高速道路を、もののたとえで「日本の大動脈」と表現することがあります。事故や災害で道路が遮断されると、人の流れも物流も滞り、都市の機能まひにもつながりかねません。このようなたとえからも、人体の大動脈がいかに大事な役割を担っているかがわかると思います。

実際に大動脈は、心臓から拍出された動脈血を全身のさまざまな臓器に運ぶパイプで、もっとも重要な血管のひとつといえます。身体の中心を走る、直径20～30㎜の太い血管ですが、流れが滞ると、人体では組織が壊死したり、臓器が梗塞（こうそく）[※1]

※1　腎動脈の閉塞による腎機能低下や、腸管へ行く動脈の閉塞による腸管の壊死など。

したりすることになります。

横隔膜より上の部分を「胸部大動脈」、横隔膜より下の部分を「腹部大動脈」といいます。胸部大動脈はさらに

①心臓から出て上に向かう「上行大動脈」

②上行大動脈と下行大動脈の間にあり、弓状に曲がる「弓部大動脈」

③下半身に向かっていく「下行大動脈」

に分類されます（図表1右）。

大動脈瘤の原因と分類

大動脈瘤は、血管壁がもろくなって起こると考えられています。

血管壁がもろくなる原因には、下記のようなものがあります。

・加齢による血管壁の変化
・喫煙、生活習慣病（特に高血圧）による動脈硬化
・血管の傷や炎症
・マルファン症候群[※2]など先天的な病気

図表1

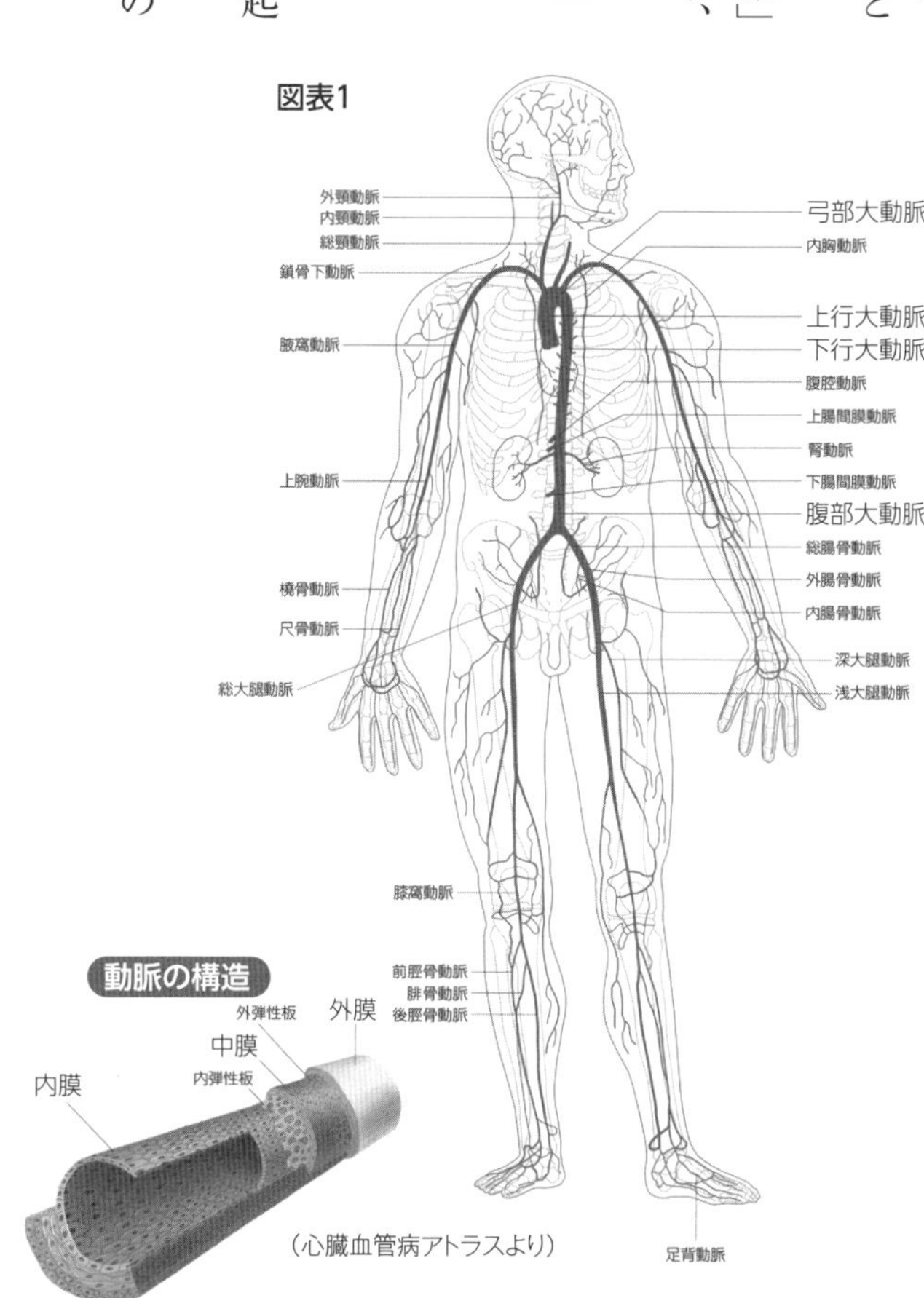

（心臓血管病アトラスより）

大動脈瘤には①瘤の構造、②瘤の形態、③発生場所による、3つの分類方法があります。

①瘤の構造による分類

大動脈の血管は、内膜・中膜・外膜の3層(図表1左)からなります。三層構造を保ったまま形成される動脈瘤を「真性大動脈瘤」、いったん破裂した状態で、周囲の組織で覆われて出血が防がれ、あたかも皮一枚の状態の動脈瘤を「仮性大動脈瘤」といいます。

大動脈の壁が中膜のレベルで2層に剥離(はくり)し、大動脈の内腔が2つ以上に分かれる病気を「急性大動脈解離」といいますが、これによって血管の弱った部分が膨らんだ状態を「解離性大動脈瘤」と呼びます。大動脈解離は、上行大動脈に及ぶものを「A型大動脈解離」、上行大動脈に及ばないものを「B型大動脈解離」といいます(図表2)。A型とB型で症状に大きな違いはありませんが、裂け目がより心臓に近いA型では、いきなりショック状態になったり、脳梗塞のような状態になってしまうことがあります。

②瘤の形態による分類

血管の一部が全周性に均等に拡張する動脈瘤を「紡錘状(ぼうすいじょう)大動脈瘤」、血管の一部が片方に突出する動脈瘤を「嚢状(のうじょう)大動脈瘤」といいます。嚢状のほうが、紡錘状よりも破裂しやすいです。

※2 マルファン症候群
全身の結合組織の働きが体質的に変化しているために、骨格の症状(高身長、細く長い指、背骨が曲がる、胸の変形など)、眼の症状(水晶体(レンズ)がずれる、強い近視など)、心臓血管の症状(動脈がこぶのようにふくらみ裂けるなど)などを起こす病気。国によって難病に指定されている。

図表2

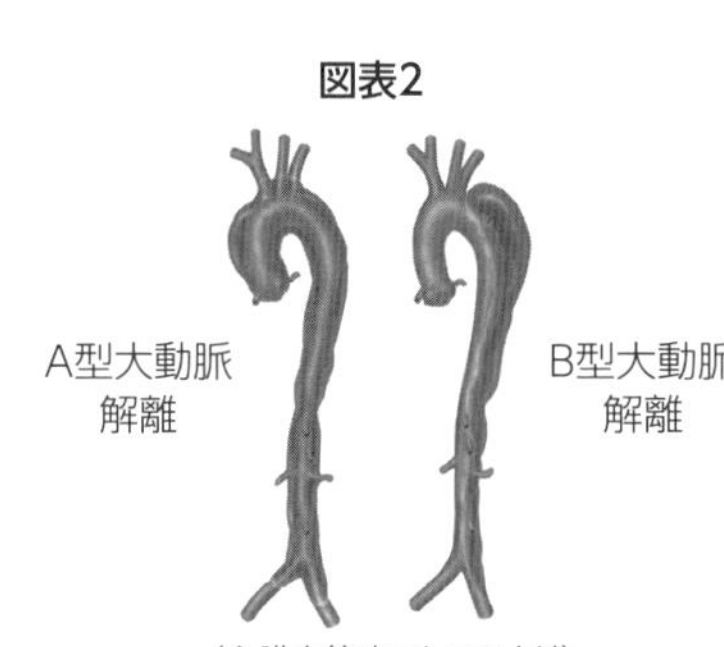

(心臓血管病アトラスより)

③発生場所による分類

大動脈瘤ができた場所によって、「胸部大動脈瘤」（横隔膜より上）、「胸腹部大動脈瘤」（腹腔動脈、上腸間膜動脈、両側腎動脈が分岐しているあたり）、「腹部大動脈瘤」（横隔膜より下）に分類されます。胸部大動脈瘤はさらに、「上行大動脈瘤」、「弓部大動脈瘤」、「下行大動脈瘤」に分けられます（図表3）。

大動脈瘤の症状

大動脈瘤は、多くの場合無症状で進行します。症状がないまま突然破裂して死亡することもあり、海外では〝サイレントキラー（沈黙の暗殺者）〟と呼ばれます。大きくなった瘤に内臓や神経が圧迫されることで、次のような症状が出ることもあります。／食道が圧迫されて、物が飲み込みにくくなる（嚥下困難）／反回神経がまひして、声がかすれたり、しわがれる（嗄声）／気管や肺が圧迫されて、咳や血の混じった痰が出る／おなかを触ると拍動を感じる

大動脈解離が起こると、胸や背中に急激な痛みが生じ、解離が広がるにつれて、痛みが腹部から腰に移動することもあります。大動脈瘤破裂の場合は腰痛、腹痛が、数時間から数日間にわたり持続することがあります。特に胸部大動脈で解離や破裂が起きた場合には激しい胸背部痛、腹部大動脈の場合では激しい腹痛が生じます。大量に出血すると、著明な貧血やショック状態になる危険性があり、緊

図表3

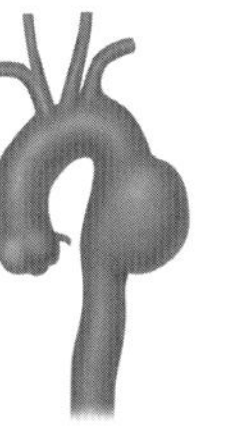

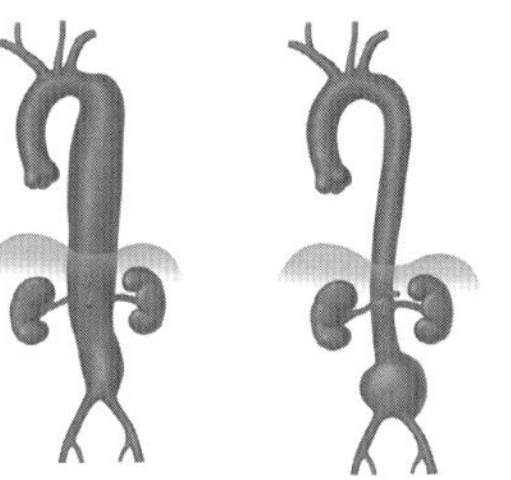

上行大動脈瘤　弓部大動脈瘤　下行大動脈瘤　胸腹部大動脈瘤　腹部大動脈瘤

（心臓血管病アトラスより）

急で処置が必要になります。

大動脈瘤の検査

大動脈瘤は無症状であることが多いため、検査をしないとわかりません。大動脈の異常を早期発見、早期治療するためには、画像診断を行います。

①ＣＴ（コンピューターＸ線断層撮影）

大動脈瘤の診断に必須の検査です。瘤の有無、大きさと範囲、石灰化[※3]や血栓の程度、瘤と大動脈の枝や周辺臓器との位置関係などを調べることができます。造影剤を用いると、より詳細な撮影をすることができ、後述のステントグラフトを行う際、適切なステントのサイズや長さを計測するのに有用です。

ほかの病気やけがで撮影されたＣＴで、大動脈瘤が偶然発見されることもよくあります。

②超音波（エコー）検査

超音波検査は、痛みや苦痛がなく負担の少ない検査ですが、さまざまな部位の情報を集めることができます。体表から当てる一般的な方法と、胃カメラのように装置をのみ込んでもらって食道から当てる方法（経食道エコー）の2種類があります。

体表からのエコーは健康診断でも用いられる方法で、動脈瘤の位置や大きさ、

※3　石灰化
血管の内側にカルシウムが沈着し、骨のように硬くなること。血管をCTで撮影すると筋肉と同じくらいの灰色だが、動脈硬化がひどくなり石灰化した血管は、造影剤を使わなくても骨と同じくらいの白色に見える。

形、大動脈解離の有無などを観察することができます。一方、経食道エコーは、手術の直前や手術中に用いられることが多い検査で、体表からは確認できない下行大動脈の状態を見るのに適しています。大動脈解離の合併症である「心タンポナーデ」（心嚢液が心臓の周りに溜まり、心臓の動きを抑えてしまう症状）や、大動脈弁の異状などを検出するのにも用いられます。

③ＭＲＩ（磁気共鳴画像）

磁場と電波を用いて、動脈瘤の位置、大きさ、形などを確認します。腎機能が悪く、造影剤の使用がためらわれるときに、造影剤を使わずに大動脈や動脈瘤内の血流を調べ、瘤内が血栓で閉塞しているか確認することができます。

また、大動脈解離で大動脈の内側の膜に亀裂が入ると、そこに血液が流れ込んで、もともとの大動脈（真腔）とは別の血液の流れ道（偽腔）ができますが、ＭＲＩでは偽腔が血栓で閉塞しているか、それとも血流があるのか、血流があるのであれば、上から流れてきているのか、下から逆流しているのかを確認し、治療方法を検討することが可能です。

大動脈瘤の治療のタイミング

大動脈瘤は、自然に小さくなることはありません。放置して瘤が拡大すると破裂の危険性が高まり、破裂すると命を落とすことがあります。薬などでは治すことができませんから、大きくなる兆候がみられたら、破裂する前に予防的に治療することが必要です。

治療方法は、瘤の大きさや形、患者さん自身の年齢などを考慮して決定されます（図表4）。図表4はあくまで目安ですので、詳細は主治医の先生とよくご相談ください。

大動脈瘤の治療

大動脈瘤が小さいうちは、保存的治療といって、薬を服用したり生活習慣を改善することで、大動脈瘤の拡大や破裂を予防します。具体的には、下記のような方法があります。
①薬を使って血圧を下げたり、脈拍数をコントロールしたりする
②生活習慣を改善（禁煙指導や生活習慣病の管理）する
③画像検査を定期的に行い、瘤の大きさや大きくなる速度を確認する
保存的治療を行っている間に痛みなどの症状がみられたら、主治医に相談してください。

瘤が破裂する危険が出てきたら、人工血管置換術が行われます。これは、大動脈瘤または大動脈解離の箇所を、人工血管に置き換えるものです。病変部と置き

図表4　手術が検討される条件の一例

分類	条件（下記のいずれかを満たす場合）
胸部大動脈瘤	①瘤の大きさが55㎜以上 ②瘤の形が嚢状瘤 ③瘤の拡大速度が半年で5㎜以上の拡大
腹部大動脈瘤	①瘤の大きさが男性で55㎜以上、女性で50㎜以上 ②瘤の形が嚢状瘤 ③瘤の拡大速度が半年で5㎜以上の拡大
急性大動脈解離	①A型大動脈解離 ②合併症のあるB型大動脈解離
慢性解離性大動脈瘤（発症3カ月以降の大動脈解離）	①瘤の大きさが60㎜以上 ②瘤の拡大速度が半年で5㎜以上の拡大 ③将来拡大が予想されるハイリスク症例に対して予防的に慢性早期に治療を行う先制ステントグラフト治療が推奨されました。

（2020年改訂版　大動脈瘤、大動脈解離ガイドラインから抜粋）

写真1　実際の人工血管

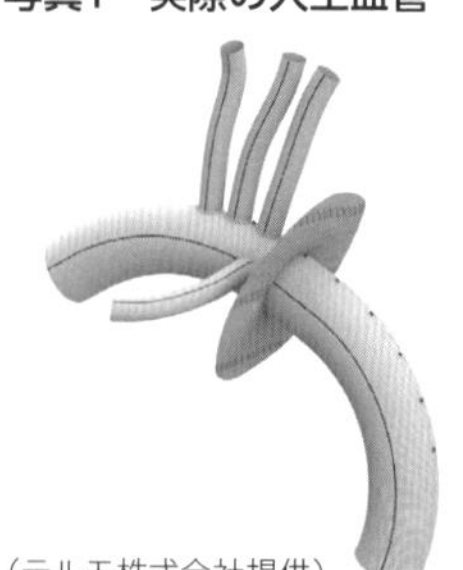

（テルモ株式会社提供）

換える人工血管は、血管の正常な部分と直接縫合して固定します（写真1、図表5）。

手術は全身麻酔で行います。開胸または開腹して、瘤の前後の血管を切り離し、人工血管と置き換えます。瘤の位置によっては、人工心肺を用いて、脳への血流を維持しつつ、全身へ送られる血液を一時的に止めての手術が必要となります。手術後はリハビリと経過観察で、約2週間から1カ月の入院が必要です。

負担の小さい血管内治療（ステントグラフト内挿術）

動脈瘤の破裂を予防するもうひとつの治療法が、ステントグラフトの留置です。ステントグラフトは、金属の網目状の筒に人工血管を巻きつけた器具です。使用前は圧縮された状態で、カテーテルの中に収納されています。これを脚のつけ根の動脈から挿入し、折りたたんだステントグラフトを適切な場所で展開して、瘤内に内張りを施す、というのがこの治療です。

ステントグラフトは、金属バネが開く力と血圧によって血管内壁に張りつくので血管壁への縫合が不要です。瘤は残りますが、瘤にかかる圧力が減るので破裂を防ぐことができます。時間が経つと、[※4]瘤は縮小することがあります（図表6、写真2）。

切開するのが両側の足のつけ根のみで済むことがほとんどのため、治療翌日から食事や歩行ができます。高齢の人や、以前の手術のために腹部や胸部の癒着が予想される人でも、治療が可能です。

図表5

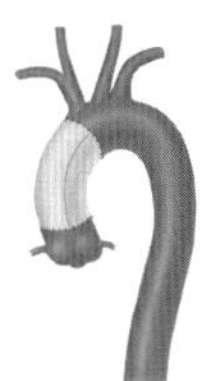
上行大動脈
人工血管置換

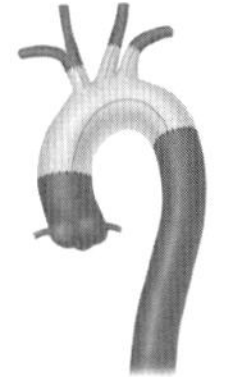
弓部大動脈
人工血管置換術

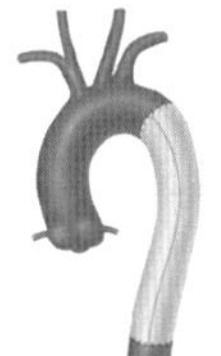
下行大動脈
人工血管置換術

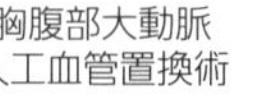
胸腹部大動脈
人工血管置換術

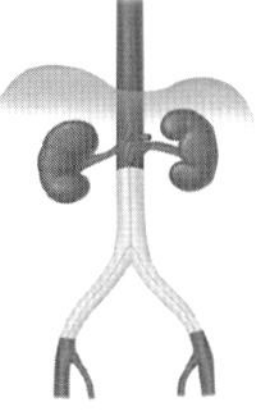
腹部大動脈
人工血管置換術

（心臓血管病アトラスより）

ステントグラフトを留置する手術は、全身麻酔もしくは局所麻酔で、鼠径部（足のつけ根）を切開し、X線透視下で血管内を確認しながら適切な位置に入れていきます。人工心肺が必要になることはありません。

リハビリと経過観察での入院期間は3日から1週間です。異物反応で3〜4日間くらい発熱することがあり、最低3日は入院をお勧めしています。

※4 残った瘤が縮小するのは3割、大きさに変化がないのが5割で、この計8割の方は、破裂が予防できています。残りの2割の方は効果が不十分で、拡大してくる可能性があり、再治療が必要になることもあります。

ここまできた大動脈瘤カテーテル治療の進化

大動脈瘤ステントグラフト治療の歴史は、1991年にアルゼンチンの血管外科医Parodiらにより、腹部大動脈に対して初めて行われました。胸部大動脈に対しては、94年にアメリカの血管外科医Dakeらが初めて行ったと報告されています。日本では、93年に加藤雅明氏（現・森之宮病院心臓血管外科顧問）らが慢性解離性大動脈瘤に対して、自作のステントグラフトを内挿したのが始まりと報告されています。日本では医療器具の承認を得るのが難しく、いくつかの施設で自作ステントグラフトの臨床応用がされてきましたが、一般に広まるには至りませんでした。

日本で実際にステントグラフトが保険診療で使えるようになったのは、腹部のステントグラフトが06年7月、胸部のステントグラフトが08年7月です。今では1年間に腹部ステントグラフト治療が約1万件、胸部ステントグラフト治療が約6千件、安全に行われるようになりました。

その背景には、以下より紹介するステントグラフト自身の進化や、それを支え

図表6

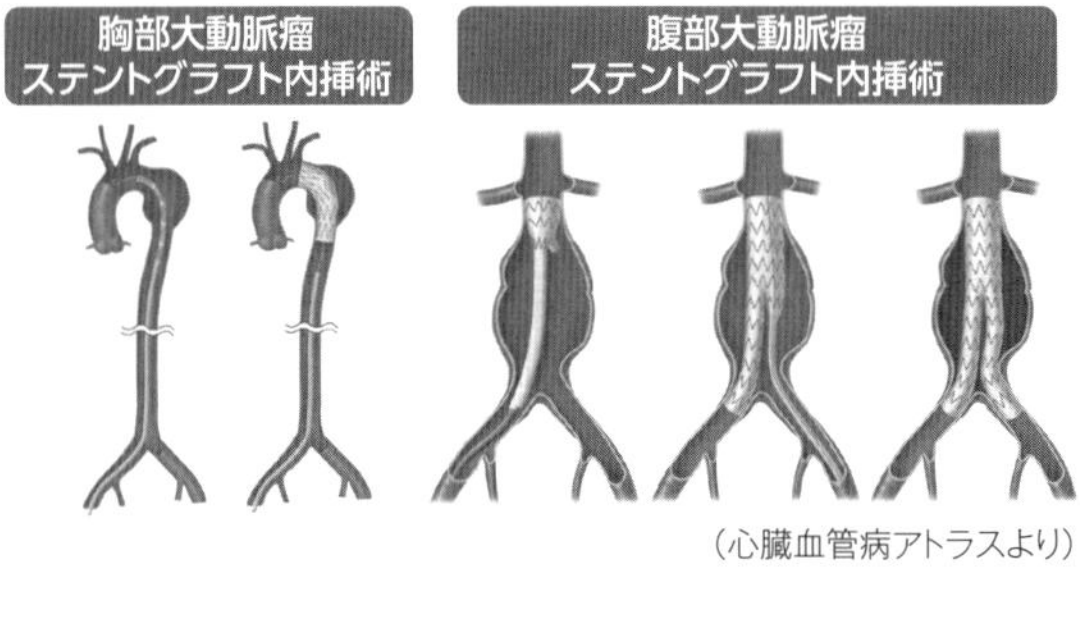

（心臓血管病アトラスより）

るさまざまな装置の進化があります。

ステントグラフト治療の進化① ハイブリッド手術室の導入

「ハイブリッド手術室」とは、近年増加している、高性能なX線撮影装置などの透視装置と手術寝台を備えた、血管内治療に最適化された手術室です。従来のカテーテル室や手術室では対応が難しかった、より高度で体にやさしい治療が可能になります。ステントグラフト治療導入初期は、カテーテル室で手術を行う施設が多かったものの、多くの施設でハイブリッド手術室が導入され、現在（21年）では約2千台のハイブリッド手術室が日本で稼働しているといわれています（写真3）。

くわえて、診療を補助するさまざまなソフトも開発されています。具体的には、術中の透視画像とCTやMRI画像を重ね合わせる、つまり術中の画面に術前検査で撮影した大動脈の画像を重ねて確認できるようになりました。この技術によって、造影剤の使用量を減らしたり、より安全に治療を行ったりすることができるようになっています。

ステントグラフト治療の進化② ステントグラフトが細くなった？

ステントグラフトを留置するには、正確な位置まで運ぶシース（さや）が必要です。最初にステントグラフトが国内に入ってきたときと比べ、シースの直径は

写真2　実際のステントグラフト

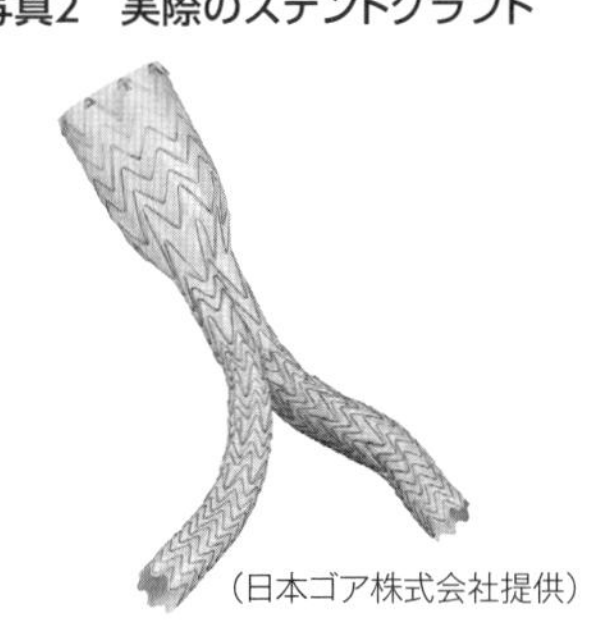

（日本ゴア株式会社提供）

写真3　ハイブリッド手術室

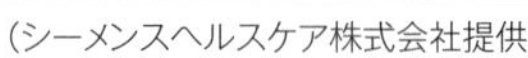

（シーメンスヘルスケア株式会社提供）

約1～2㎜細く改良されました。ようやく、小さな日本人の体に合ったサイズになってきたのです。

ステントグラフト治療の合併症として、カテーテル操作による血管の損傷があります。導入初期の頃には、思わぬ出血などにより開腹手術に移行する可能性がありました。しかし、最近ではステントグラフトが細くなったこと、シースの素材が親水性加工になったことなどから、開腹手術への移行はほとんどなくなっています。

ステントグラフト治療の進化③ 鼠径(そけい)部を切らない治療

「経皮的縫合デバイス」(写真4)を使用すれば、治療はさらに身体への負担が少ないものとなります。これまでのステントグラフト治療は、大腿動脈を外科的に露出して治療することが必要でした。小さいとはいえ、皮膚に創(きず)(約3㎝)をつけるため、どうしてもその傷が治りにくかったり、細菌がついたりする可能性があり、手術時間や入院期間が長くなることがありました。

しかし、経皮的縫合デバイスを安全に使えば、切開創がなくなり、手術時間や入院期間が短縮できます。ステントグラフト治療への使用については、これまで制限がありましたが、21年1月に保険診療で認められました。今後、使用頻度が上がってくることが予想されます。

写真4 経皮的縫合デバイス(パークローズProglide)

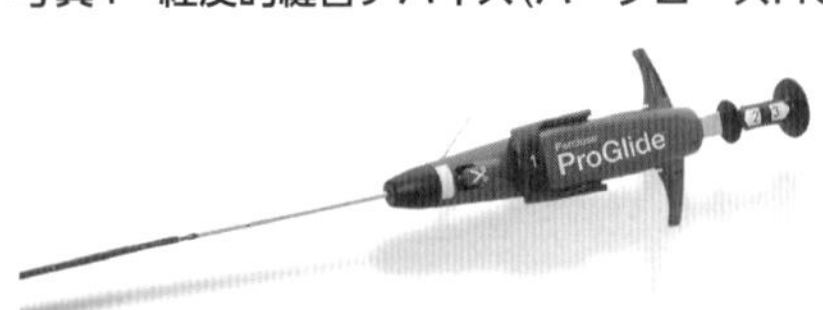

ステントグラフト治療に使用するカテーテルは、直径6～8㎜程度だが、このデバイスを使用すれば、皮膚を切らずに血管の穴を縫合できる

(アボットバスキュラジャパン株式会社提供)

ステントグラフト治療の進化④　穴があいたステントグラフト

弓部大動脈瘤の標準的な治療は、人工心肺を使用した人工血管置換術です。この方法は高齢の患者さんや全身状態に問題のある患者さんにはリスクが高く、手術できませんでした。また、既成のステントグラフトを弓部大動脈瘤の治療に用いるには、「デブランチ」とよばれる脳へ行く血管のバイパス手術を同時に行う必要があります。

このような場合の選択肢のひとつとしてあるのが、「カワスミNajutaステントグラフトシステム」です。07年に東京医大で開発された唯一の日本製のステントグラフトで、患者さんのCT画像から大動脈の3Dプリンタモデルを作成し、これを参考に、ステントグラフトに頭への血流を確保するのに必要な穴をあけます。ただし、瘤の形態によっては、このシステムが向かない患者さんもあります。オーダーメイドのため、作成に1カ月ほどかかることもあり、緊急手術には用いることができません。

大動脈ステントグラフト治療が始まり、21年現在で約14年経過しました。大動脈瘤の治療には、従来からある人工血管置換術とステントグラフト治療がありますが、どちらの治療にも利点、欠点[※5]があります。患者さんの症状や希望を考慮したうえで、最適な治療方法を決定することが、とても重要です。

写真5　カワスミNajutaステントグラフトシステム

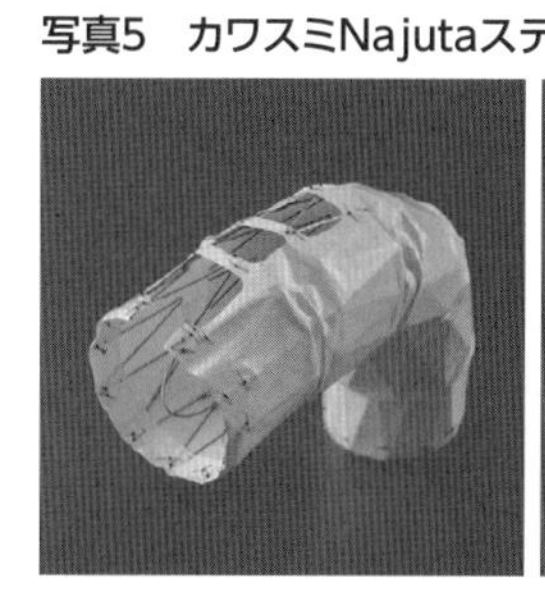

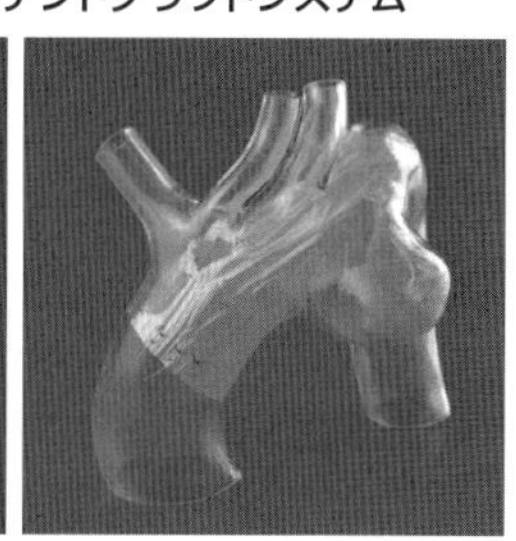

（川澄化学工業株式会社提供）

※5　人工血管置換術を根治手術とするならば、瘤の残るステントグラフトは姑息手術ということになります。ただ、高齢者の方にはやはり負担の少ないステントグラフトをお勧めし、若い方には通常の人工血管置換術をお勧めします。

脳卒中　治らない病気から治る病気へ

名古屋市立大学医学部　臨床教授／豊川市民病院　病院長
松本　隆

脳神経外科医になって約40年、脳卒中の診断や治療にあたってきましたが、10～15年ほど前まではその診療に大きな進歩はなく、命を落とすか後遺障害に苦しむ怖い病気、というイメージでした。しかしこの10年で、脳卒中診療は大きく進歩しました。「治らない病気から治る病気」へと変わりつつあるのです。

脳卒中とは

脳の血管が目詰まりして（血栓）、酸素や栄養が行かなくなると、脳のその部分は死んでしまいます。これが「脳梗塞（こうそく）」です。脳の細い血管がいろいろな理由でもろくなり、破れて血が漏れてしまうのが「脳出血」。そして、脳の表面を走る太い血管が風船のように膨らみ（脳動脈瘤（りゅう））、それが破裂して脳の表面に血が回るのが「くも膜下出血」です。この3つを総称して、「脳卒中」といいます。

脳卒中の症状として代表的なのは、半身不随（ふずい）や言語障害です。また、くも膜下

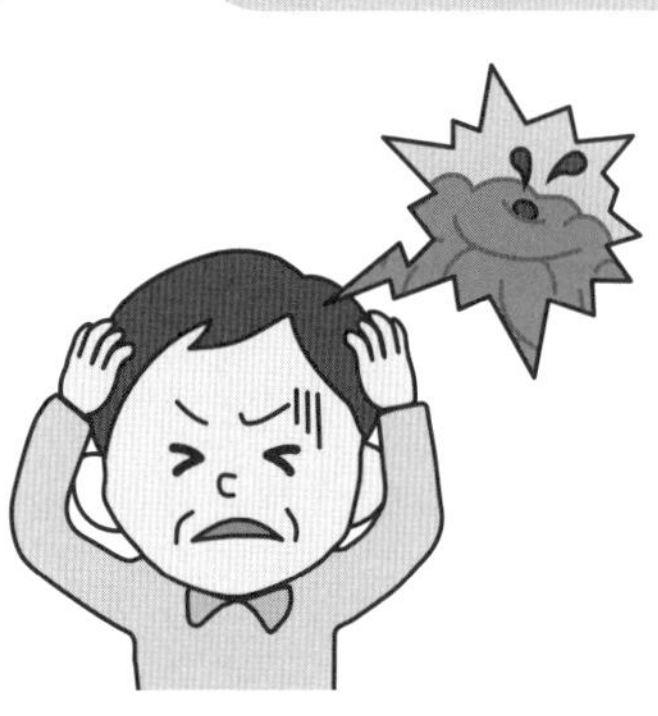

出血や脳出血など血が出る場合は、頭痛（くも膜下出血では突然の激しい頭痛）や意識障害が主な症状となる場合もあります。

いずれにしろ、脳に損傷が加わることによりいろいろな症状が出現し、重篤な場合には死に至ります。脳卒中は、図表1に示すように、現在日本人の死因の第4位です。全体の死亡率は減少していますが、脳梗塞が増加し、脳出血は減少しています。死亡率は減少していますが、図表2に示すように有病者数は増加しています。高齢化が第一の要因と考えられますが、診断や治療の進歩により命を落とさず、有病者として生存する人が増えているのも一因でしょう。

では次に、病気ごとの最新の治療法についてお話ししましょう。

脳梗塞の治療の進歩

脳卒中の中で、治療が一番大きく進歩したのは脳梗塞です。脳梗塞は最近まで、〝手の尽くしようがない病気〟でした。急性期（発病直後）をしのぎ、あとはリハビリテーションに任せるしかない、と考えられていました。長嶋茂雄・元巨人監督を

図表1　主要死因別死亡率の年次推移

死因別死亡率の年次推移の図は、過去とくらべて変貌を遂げている状況を示しています

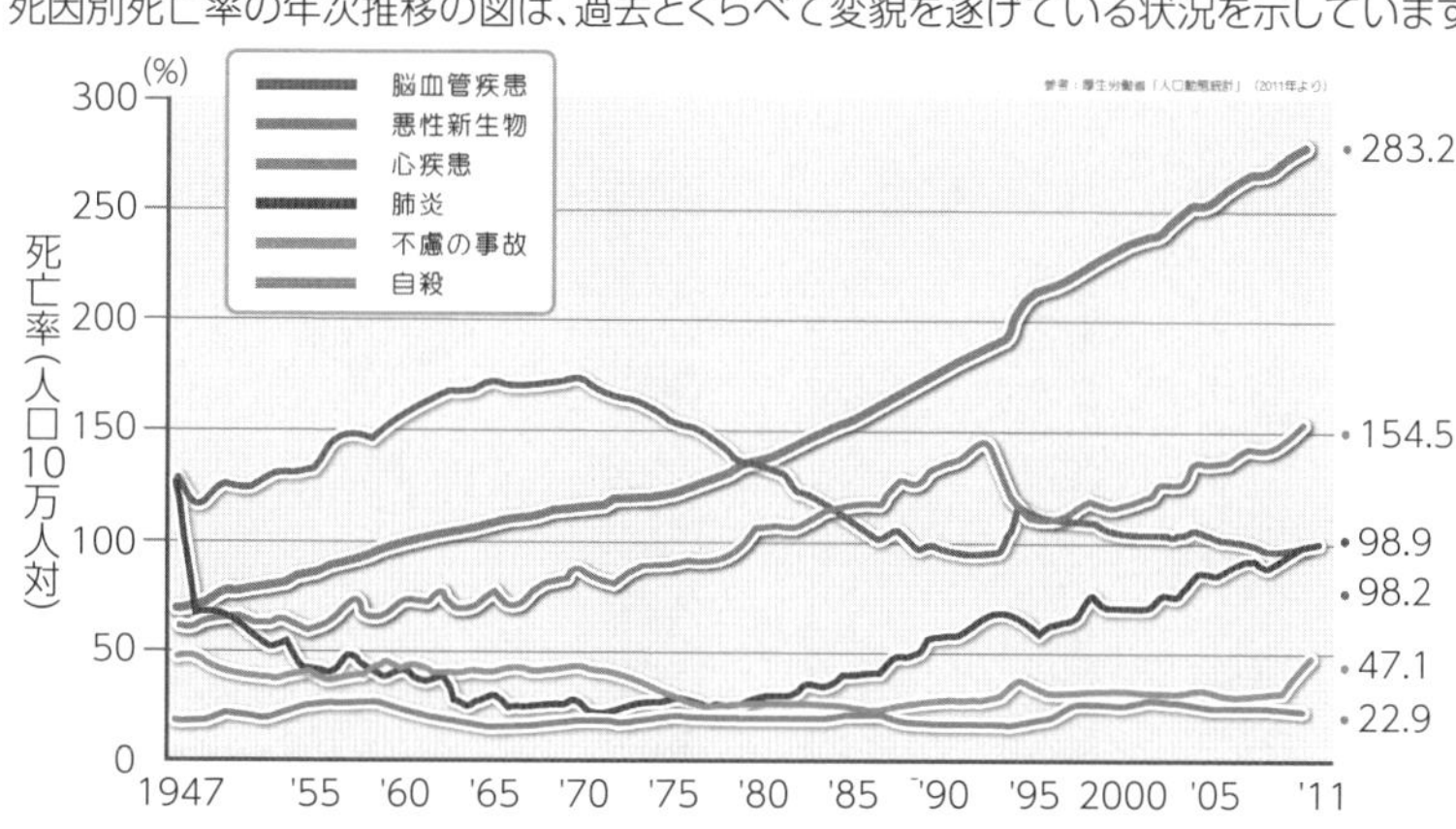

平成6、7年の心疾患の低下は、死亡診断書の改正の影響によるものと考えられます

（監修:市立四日市病院 脳神経内科 医長 石垣診祐）

思い出してください。ある意味、典型的な脳梗塞の患者像といえるでしょう。

しかしこの5年から10年、脳梗塞の治療は劇的に進化しました。長嶋監督も脳梗塞にかかったのが今だったら、後遺障害を残さずに完治したかもしれません。

治療の進歩は、「血栓溶解療法」と「血栓回収療法」という、2つの画期的な治療法の普及によるものです。

「血栓」は前述の通り小さな血の塊で、いろいろな理由で体内に生じ、脳の血管を詰まらせます。ケガをしたときのことを思い出してください。出血はずっと続くわけではなく、一定の時間で固まって、ゼリーのようになります。日が経てば乾いて「かさぶた」となり、傷の治りを促します。血はもともと、一定の条件下で固まるようにできているのです。

心臓や太めの血管に血の塊（血栓）ができて、それがはがれると、脳の血管をふさいでしまいます。動脈硬化によるプラーク（動脈の壁が肥厚したもの。図表3を参照）で細くなった脳の血管に直接血栓ができ、ふさがることもあります。血管がふさがれると、その先に血液は行きません。

図表2　有病者数の推移

人口の高齢化により、脳卒中の患者数は増え続けていくと予測されています

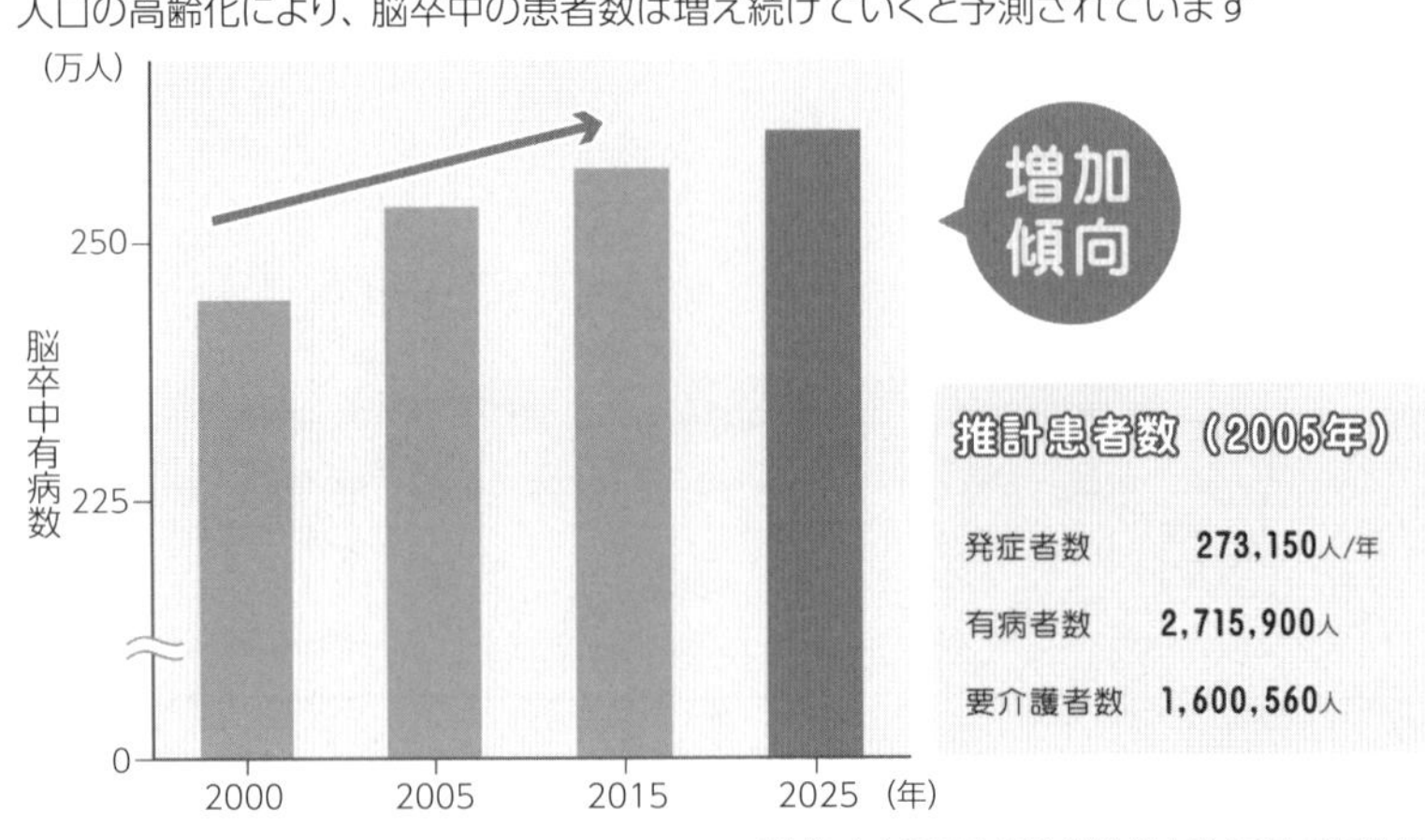

（監修:市立四日市病院 脳神経内科 医長 石垣診祐）

①血栓溶解療法

血栓溶解療法とは、血栓を薬で溶かして目詰まりをなくし、再度血を流す治療法です。もともと人の血液には、血栓を溶かす成分が、ごく微量ですが含まれています。その作用を高めたｔ－ＰＡ（組織プラスミノーゲン・アクチベータ）という薬で血栓を溶かすのが、この治療法です。

ただし、一定の時間が過ぎてしまうと脳は死んでしまい、血流が再開されても、脳の働きは元通りには回復しません。まさに治療開始時間が鍵となります。早ければ早いほど治療成績は良好です。

ｔ－ＰＡの使用は、日本では15年ほど前に認可されました。当初は使用の基準が厳しく、〝劇的な治療法〟として認識されるには至りませんでした。最近ではより多くの患者さんに使えるようになり（適応の拡大）、治療成績も向上しています。

たとえば、当初ｔ－ＰＡを使うことができるのは、発症時間（症状が出た時間）が明確で、そこから3時間以内である場合に限られていました。その後、発症から4時間30分へと適応が拡大されています。

脳梗塞は睡眠中に発症することも多く、朝起きたら症状が出ていた、という患者さんも多数みえます。このような場合

図表3　脳卒中（脳梗塞、脳出血、くも膜下出血）

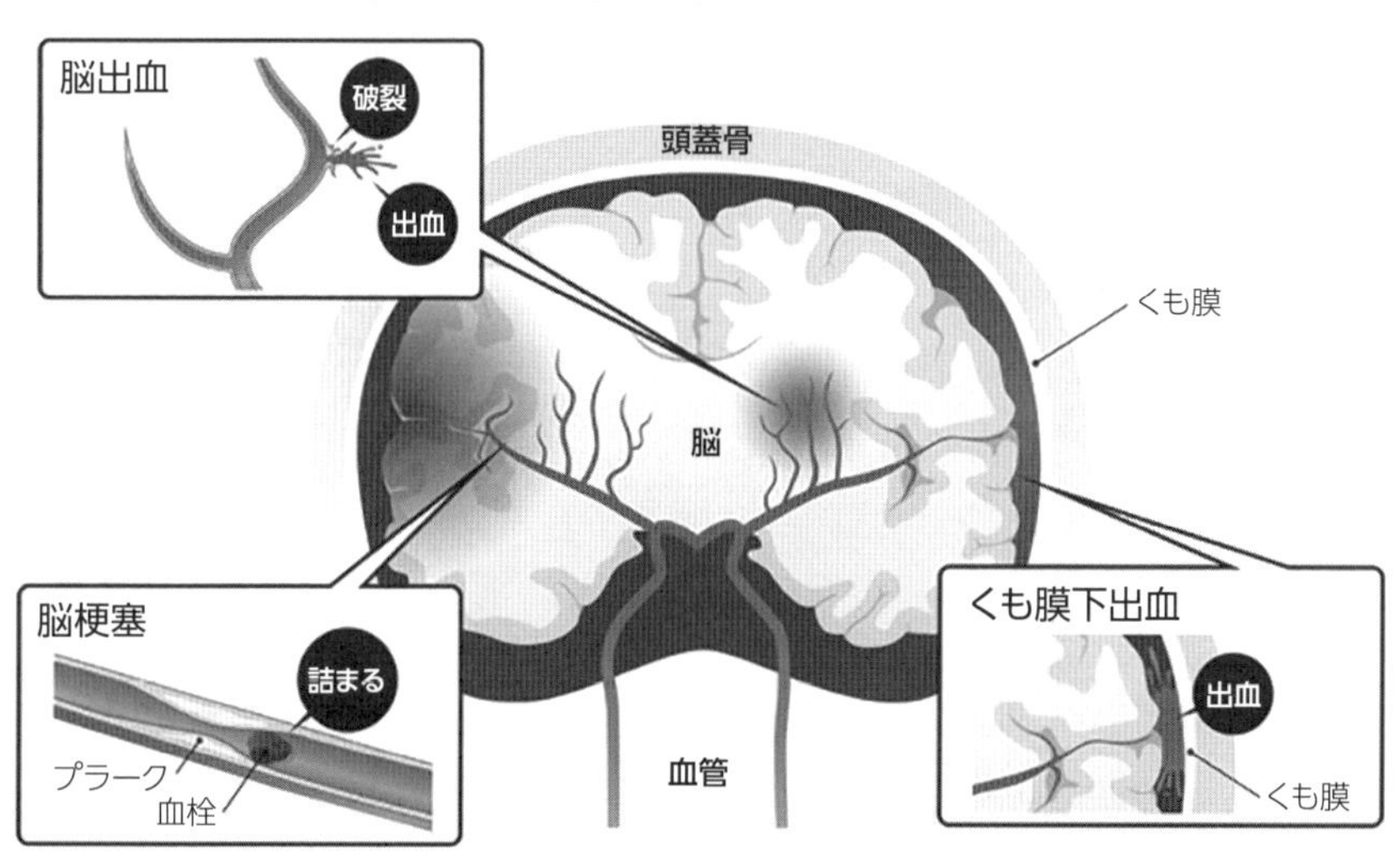

は発症時間がわからず、ｔ－ＰＡを使うことができませんでしたが、最近の研究から、さまざまな条件（画像検査の結果から判定します）が整えば使えるようになりました。

日本脳卒中学会は[※1]、一定の条件を整えた施設を「一次脳卒中センター」として、全国で約千の病院を認定しています。２０２０年６月からは、同学会のＨＰでも公開されるようになりました。今後これらの施設を中心に、飛躍的にこの治療法が普及するものと思われます。

②血栓回収療法

血栓回収療法とは、「カテーテル」という細長いチューブのような医療器具を用いて、機械的に血栓を取り除く治療法です。14年に、図表４に示すようなステント（金属の網かご）による、「機械的血栓回収療法」（カテーテルからステントを出し、小さな網かご状に広げ、血栓にからめて引き出す治療法）が導入されました。この治療法の出現で、治療成績は飛躍的に向上しました。

血栓回収療法も、今までは「発症から6時間以内が推奨」でしたが、一定の条件を満たせば、「最後に元気な姿を確認」してから「16時間あるいは24時間以内までの血栓回収療法」が可能となっています。

※**1**　日本脳卒中学会HPの「一次脳卒中センター（PSC）認定について」というページ参照（https://www.jsts.gr.jp/facility/psc/index.html）。

図表4　ステントによる機械的血栓回収

血管内
血栓
血栓にカテーテルを進める
ステントを広げる
ステントで血栓をからめ取る

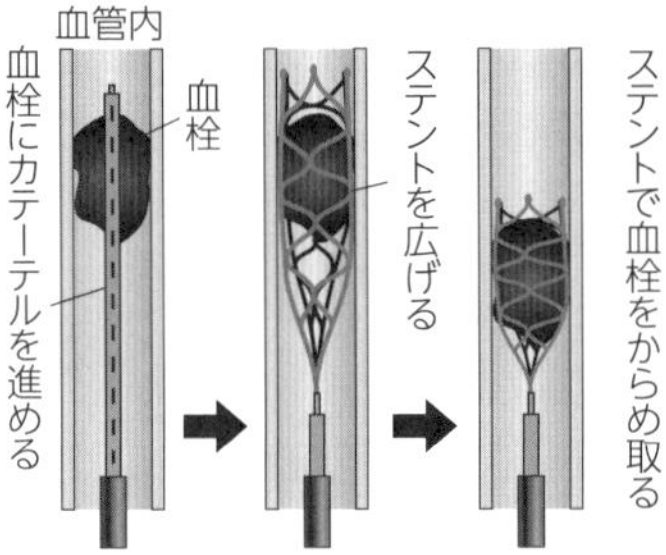

【血液凝固と溶解の仕組み】

出血が止まる機序は「一次止血」と「二次止血」の2つに分けられます。血管が破れると、血管の収縮が起こり、傷口を小さくします（図左）。次に、血液中にある血小板が傷口に集まり、血栓を作って傷口を塞ぎます（図右）。これが

脳梗塞は、治らない病気から治る病気へ

私自身が「脳梗塞が治る病気になりつつある」と実感したのは、ここ3、4年のことです。これは「血栓溶解療法」と「血栓回収療法」の2つの治療法が、一体となって普及したことによります。

私が勤務する病院も「一次脳卒中センター」として認定され、2名の脳血管内治療専門医（血栓回収療法のエキスパート）がいます。彼らの活躍により、以前であれば半身不随や寝たきり、あるいは死亡したであろう患者さんたちが、1〜2週間の入院で、後遺症もなく退院していきます。そのような患者さんを見るにつけ、20〜30年前とは隔世の感を覚えます。

ただ、脳梗塞全体でいえば、まだまだ1割程度の患者さんしかこの新しい治療法の恩恵にあずかっておらず、なんとか広めたいと思っています。そのためには、市民のみなさんの意識改革が必要です。〝脳梗塞が少しでも疑われたら救急車を呼ぶ〟、そういう「意識」が重要です。

「意識改革」を進めるにあたり、みなさんにぜひ覚えていただきたいことがあります。それが図表5に示す「ファースト：ＦＡＳＴ（すぐにできる脳梗塞チェック）」です。

出血
赤血球　血小板
出血

一次止血
血小板の集まり

二次止血
血栓　フィブリン

「一次止血（血小板血栓）」です。

血小板だけの血栓は、血を完全に止めるには不十分です。そこで、血液中の凝固因子と呼ばれるタンパク質が働き、最終的にはフィブリンの網が、血小板血栓の全体を覆い固めて、止血が完了します。これを「二次止血（フィブリン血栓）」と呼んでいます。この2つの機序が働き、止血が完了します。

血栓を溶解するt－PA（組織プラスミノーゲン・アクチベータ）は、プラスミノーゲンという物質を活性化させることにより、このフィブリンの網を分解します。

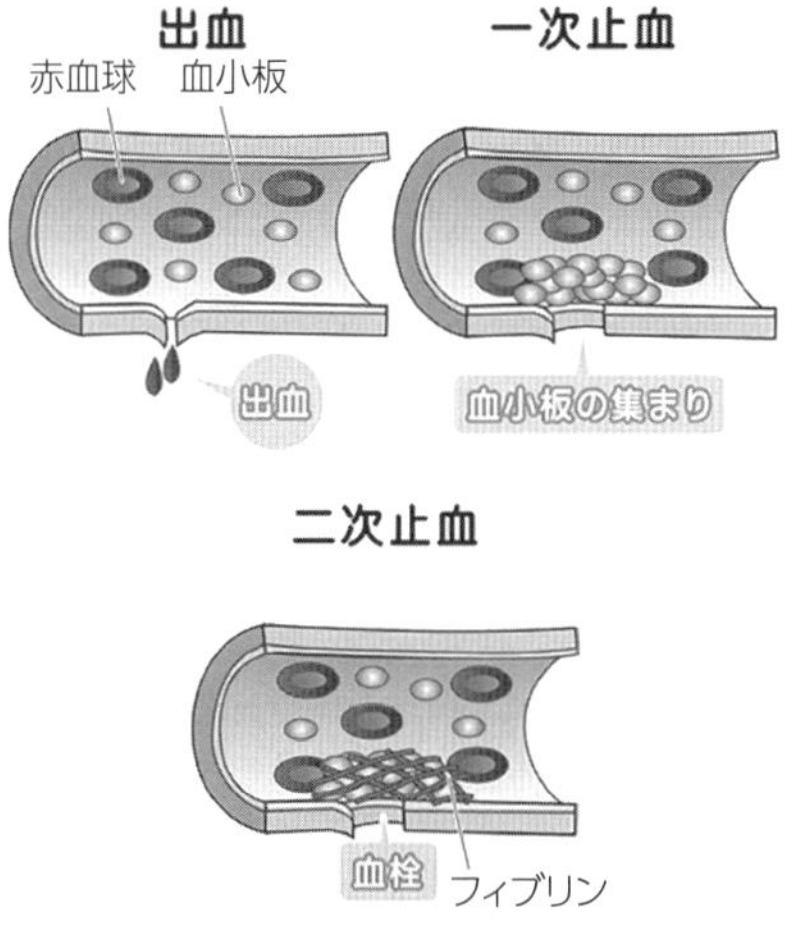

ＦはFace（フェース：顔）の頭文字、ＡはArm（アーム：腕）の頭文字で、顔のゆがみや手足の動きにくさ（まひ）を、ＳはSpeech（スピーチ：言葉）の頭文字で、しゃべりにくさを表わしています。ＴはTime（タイム：時間）のＴ。脳卒中は時間との戦いであり、すぐの受診が重要であることを示しています（発病からの時間により、治療法や予後（治るかどうか）が違います）。ＦＡＳＴで示すような症状が出たら、間髪をいれず救急車を呼んでください。図表5をコピーして、自宅の冷蔵庫のドアなどに貼っておいてください。それが命や、手足の機能を守ります。朝起きてＦＡＳＴのような症状に気づいた場合も、迷わず救急車を呼んでください。

くも膜下出血（脳動脈瘤）の治療

くも膜下出血の一番の原因は、脳動脈瘤です。脳動脈瘤とは、いろいろな要因が重なって、脳の血管が一部膨らみ、瘤（こぶ）のようになる病気です。膨らむことで血管の壁が薄くなり、最終的には破裂して出血（くも膜下出血）を引き起こします。

くも膜下出血を起こした動脈瘤は再破裂しやすく、破裂のたびに脳の傷が広がり、重い後遺症や死に至ります。そのため、治療の第一は、再出血しないように動脈瘤を処置することです。現在2通りの治療が行われています。

ひとつは図表6に示す「コイリング術」という方法で、動脈瘤の近くまで血管

図表5　すぐにできる脳梗塞チェックAct-FAST

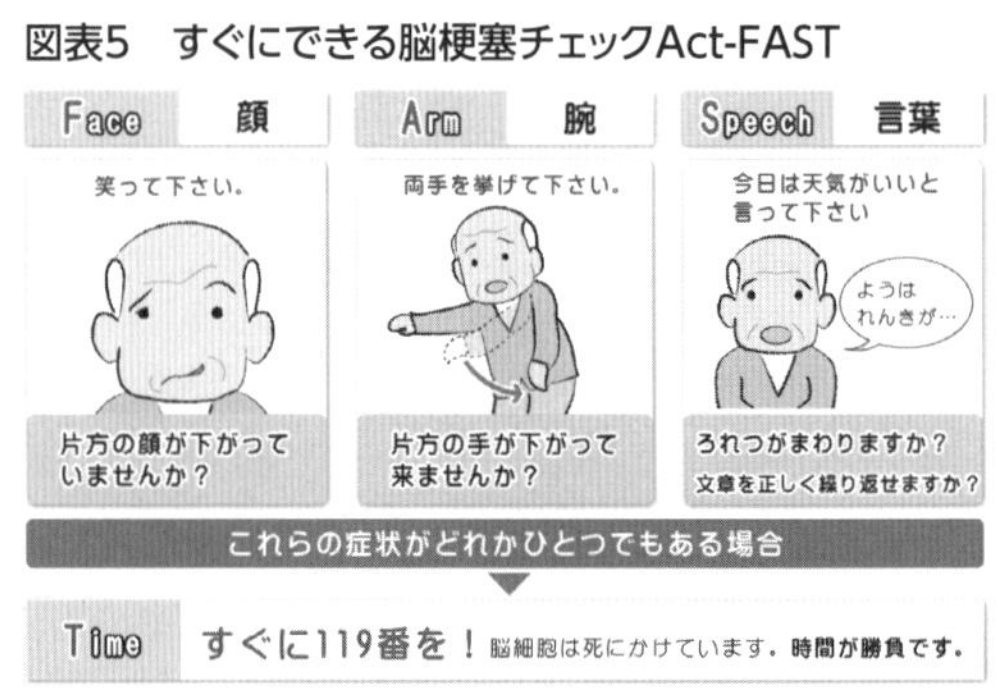

（監修:市立四日市病院 脳神経内科 医長 石垣診祐）

【脳梗塞の症状の見分け方】

二日酔いや睡眠不足、過労などが続くと、しゃべりにくさや手足の動きにくさが出ることがあります。脳梗塞との区別は困難ですが、ある程度は可能です。

脳梗塞によるしゃべりにくさは、言葉が出てこないというより、口や舌がうまく動かず、ろれつが回

中を通した細い管（マイクロカテーテル）から、形状記憶合金のプラチナコイルを出し、動脈瘤を内側から埋めてつぶします（比較的新しい治療法です）。もうひとつは、昔から行われてきた頭を開く方法（開頭術）で、直接脳動脈瘤を露出し、その首根っこを洗濯バサミの小さいようなクリップで挟み込む「クリッピング術」です。

コイリング術は患者さんへの負担が少ない反面、再発率が多少高く、クリッピング術は患者さんへの負担は大きいが根治率は高い、といわれています。

しかし、いったん脳動脈瘤が破裂してくも膜下出血を起こした場合、治療を施しても、予後（治療後の経過）は出血したそのときの衝撃の強さ、すなわち脳へのダメージの程度でほぼ決まってしまうのです。この点に関しては、最近の医学の進歩によっても大きく改善したわけではありません。

くも膜下出血も、治らない病気から治る病気へ

いろいろな画像診断装置の発達や、日本における脳ドックの普及などにより、「破裂する前の脳動脈瘤（未破裂脳動脈瘤）」が見つかるようになりました。すなわち、くも膜下出血が起こる前に、治療ができるようになってきたのです。

テレビなどで芸能人が脳ドックを受け、たまたま未破裂脳動脈瘤が見つかり、血管内治療（コイリング術）や開頭術（クリッピング術）で治療されるのをご

図表6　脳動脈瘤の治療法

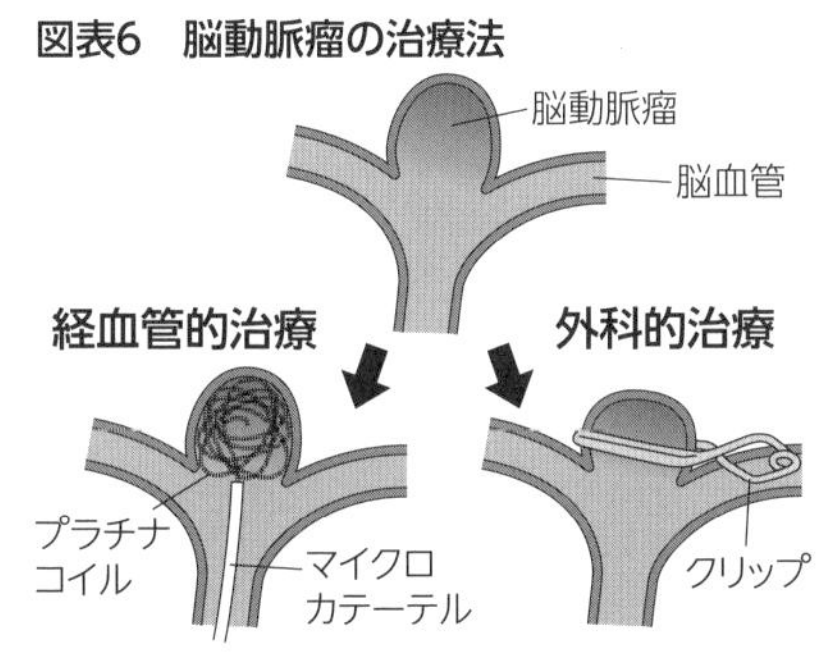

らない、聞き取りにくい、というものが多いです。顔面のまひが伴うことも多く、家族が顔を見て左右非対称になっていることに気づいたり、飲んだ水が口の片側から水がこぼれ出たことで気づくことがよくあります。手足の動きにくさは、どちら側かの腕・脚ともに生じる事が多い（片まひ）です。

いずれにせよ、完全に見分けるのは困難なので、自覚症状があり、家族が見てもＦＡＳＴに該当すると思われる場合は、ためらわず救急車を呼んでください。

覧になったことはありませんか？　動脈瘤が破裂し、くも膜下出血を起こしてしまってから治療するよりも、格段に良好な成績で治療を終えることができます。治療がうまくいけば、くも膜下出血を起こす可能性は限りなくゼロに近づきます。

30年前には、未破裂の脳動脈瘤が手術されることはまれでしたが、今では脳動脈瘤に対する手術の約半分が、未破裂のものに施されています。それに伴い、くも膜下出血の発症率も、少しずつ減少してきています。２０００年頃には、くも膜下出血での死亡者数は年間１万５千人前後でしたが、17年には約１万２千名となっています。破裂する前の脳動脈瘤を予防的に処置することにより、発生率が低下しているのでしょう。脳梗塞とは違う方法で、くも膜下出血も治る病気（起こりにくい病気）になりつつあるのです。

ただし、未破裂脳動脈瘤の予防的手術にも危険はあります。手術により新たな後遺症が出現する可能性が数%、命を落とす可能性も１%以下ですがゼロではありません。脳ドックや脳の精密検査を受ける際は、万が一未破裂脳動脈瘤が見つかったらどのように対応するか（見つかってもそのまま様子を見る人もたくさんいます）を考えておくことが重要だと思います。

脳出血は新たな治療法の開発に期待

脳卒中の中では、脳出血の治療の成績が最も向上していないと思われます。ただ、昔と比較すると発生数は減少しており、脳出血が原因で死亡したり、大きな

【脳出血の症状】

出血量が少ない場合は、症状がほとんどない場合もあります。出血した場所によっては、脳梗塞と同様に、頭痛などを伴わない、しゃべりにくさや手足のまひから始まることが多い印象です。

一定量以上の出血量があれば、頭痛や意識障害が現れます。いずれにしろ、頭部CTスキャンなどで精査して初めて、出血か梗塞かの確定診断がつく場合が多々あります。

【脳出血の内視鏡手術】

図左側は、頭のCTスキャン画像です。左下の図の白い塊が、出

後遺障害を残す人は、確実に減っています。また、脳出血は軽症例（出血の量が少なく、症状が軽い患者さん）が増えている印象があります。症状を残さず社会復帰する患者さんも、まれではありません。

最近の新しい治療法としては、内視鏡による血腫除去術があります。治療成績に大きな改善はみられませんが、開頭による血腫除去術に比べて、患者さんへの負担は減っています。ただ、〝治る病気〟といえるほどの治療成績はまだ出ていません。今後の医学の発展に期待しましょう。

皆さんへのお願い

くり返しになりますが、脳卒中は時間との戦いです。一刻も早く専門的な医療機関へたどり着くことが、治るか治らないかの分かれ目になります。

脳出血やくも膜下出血は痛みや苦しみを伴うことが多く、すぐに救急車を要請し、専門病院へ搬送されることが大半です。しかし、脳卒中の多くを占める脳梗塞では、痛みや苦しみがない場合も多々あります。

少しでも変だと思ったら、「FAST」を思い出してください。そして、躊躇（ちゅうちょ）せず救急車を呼んでください。そのことが「脳卒中」からあなたを守ります。

皆で命を守る行動をしましょう。それが私から皆さんへのメッセージです。

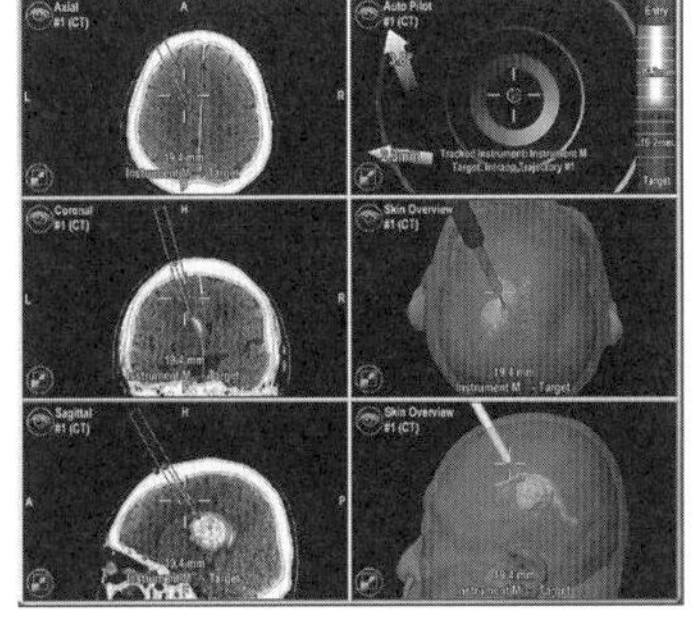

血（血腫）です。

図右側はCT画像をもとに作成した3D画像で、どの方向にどの程度内視鏡を挿入すれば血腫に到達できるかをシミュレーションしたものです（医療用のワークステーションを用い、このような画像を作ります）。これをもとに頭の骨の最適な位置に小さな穴を開け、そこから血腫の中まで、内視鏡（数ミリの細いカメラ）を挿入します。

内視鏡で観察しながら、血液を吸引管という手術器具で吸引除去する手術を「内視鏡手術」といいます。従来は頭蓋骨を外し、直接脳に分け入って血腫を取り除いていました。頭蓋骨や脳に対するダメージはずっと少なく済みます。

子どもや女性に多い尿路感染症
～腎盂腎炎の治療法

医学研究科腎・泌尿器科学　東部医療センター　教授
丸山　哲史

尿路感染症の中でも、特に小児や若い女性がかかりやすい「腎盂腎炎」について、治療の基本と最近の手術方法を紹介します。また、腎盂腎炎の予防には〝排尿・排便習慣の見直し〟が大切なこと、おねしょやおもらしの最新の治療を取り上げます。

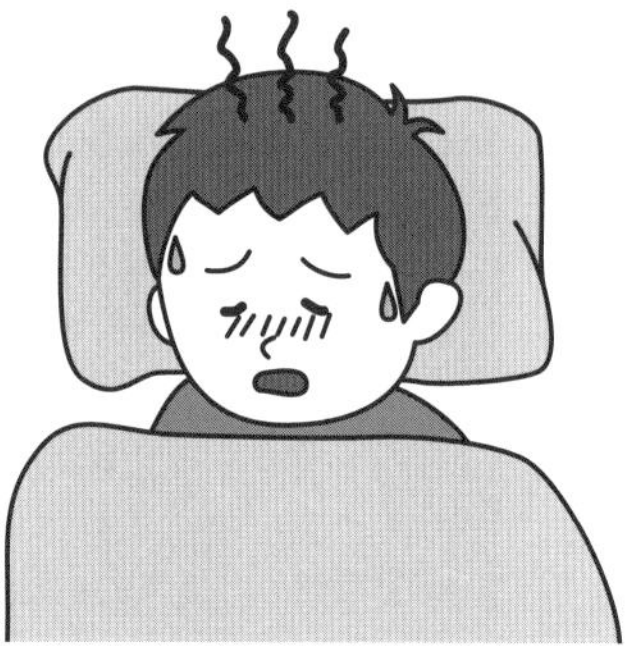

腎盂腎炎とは

膀胱に大腸菌などの細菌が侵入した状態が「膀胱炎」です。下腹部の痛みや、排尿時の痛み、血尿などの症状が現れます。

膀胱炎は一般的な、よくある病気で、抗生剤の内服で治癒できます。思春期以降の女性（いわゆるAYA世代※1）の発症が多いですが、新生児を含め、年齢・性別を問わず誰でもかかる可能性があります。男性の前立腺肥大や、脳梗塞、もしくは糖尿病や脊髄損傷などによって、膀胱に尿が残ってしまうことが原因となる

※1　**AYA世代**
Adolescent and Young Adult（思春期・若年成人）の頭文字をとったもので、主に思春期（15歳～）から30歳代までの世代を指す。親から自立したり、生活の中心が家庭や学校から社会での活動に移行するなど、大きな転換期を迎える時期でもある。

ことあります。

「腎盂腎炎」は、膀胱の細菌感染が、尿管（図表1）を通じて腎臓にまで波及した状態です。主な症状は背中の痛みですが、膀胱炎でみられるような排尿痛や血尿を伴わないときもあります。高熱が出て、倦怠感があったり、食欲が低下したりするため、入院して補液や抗生剤の点滴を受けることが望ましい病気です。

多くの場合は早期診断と抗生物質の投与で改善できますが、治療開始が遅れると、腎臓から血液中に細菌が侵入し（敗血症の状態）、血圧が低下したり、意識を失ったりと、重篤な全身症状を引き起こします。糖尿病などの全身性の病気や、抗がん剤治療による免疫力の低下がある場合は、特に注意を要します。

罹患しやすいのは、やはり若年女性と小児です。特に排尿機能が未熟な小児の場合、排尿痛などを訴えず、急激な高熱が出ることで病気に気づくことがあります。咳などのかぜ症状や下痢などの消化器症状がない、いわゆる〝不明熱〟の状態で、漫然と抗生剤治療が行われることもあります。

腎機能の低下は一時的な場合がほとんどですが、細菌感染による炎症が慢性化すると、※2腎瘢痕を形成し、腎機能が低下することがあります。小児で腎瘢痕ができると、思春期前後から腎機能低下が徐々に進行し、慢性腎不全状態に至ってしまうこともあります。

図表1　尿の通り道

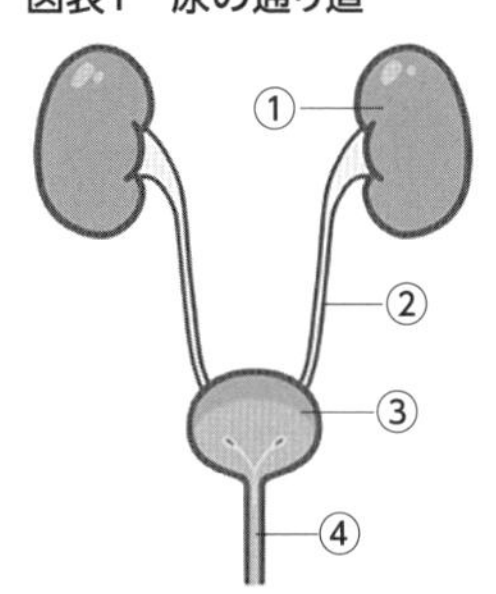

尿路は腎臓でつくられた尿が、体外に排出されるまでの通り道です

①腎盂：腎臓の中心部分にあり、一時的に尿をためる
②尿管：腎臓でつくられた尿を少しずつ膀胱に移送する
③膀胱：尿をためる袋
④尿道：溜めた尿が体外に出る通り道

※2 **腎瘢痕**
細菌感染などの炎症が長引いて、尿をつくる器官（糸球体や尿細管）が壊れ、組織が固くなって腎機能が低下した状態。

治療に難渋したり、再発する場合には、「膀胱尿管逆流（ＶＵＲ）」や「水腎症」など、先天性の病気がないか調べることが大切です。ＡＹＡ世代の腎盂腎炎は、特に軽視されてしまいがちですが、小児期に不明熱があった、または家族歴がある場合には、先天病の有無を、身体に負担がない超音波検査で腎臓の萎縮や瘢痕などから調べます。その結果に応じて、排尿の勢いを確認する尿流量検査や（ＶＵＲ）の有無を確認する「排尿時膀胱尿道造影法」を、専門家がプランニングします。

腎盂腎炎を起こす先天性の病気

ＶＵＲは、膀胱にある尿が尿管へ逆行し、腎臓にまで流入する現象です。

腎臓でつくられた尿は、通常、尿管の蠕動（ぜんどう）運動により膀胱に到達し、尿道から排出されます。排尿時などに膀胱内の圧が上昇しても、尿の流れが一方向となるように、尿管と膀胱の移行部分には、逆流を防止する弁状の機構があります。膀胱壁には一定の厚みがあり、尿管は斜めに貫通しています（壁内尿管）。膀胱内に尿が溜まって膀胱壁が伸びたときに、この壁内尿管の距離が長いほど、弁は強固に逆流をブロックします。この壁内尿管の長さには先天的に個人差があり、短い方の膀胱内圧が上昇すると、ＶＵＲが生じます。

ＶＵＲがあると、細菌が膀胱から腎臓まで到達しやすくなり、腎盂腎炎発症のリスクも高くなります。また、逆流した尿がしばらくして膀胱まで戻るため、膀胱の排出力が良好でも残尿のある状態になり、尿路感染のリスクが増加します。

ＶＵＲの程度は5段階に分類されており（図表2）、グレードⅢ以上は尿路感染のリスクが高いと考えられます。一方、グレードⅠやグレードⅡは症状がなく、自然治癒する可能性が高いです。

腎盂腎炎の予防には、排尿・排便習慣の見直しが大切

ＶＵＲは排尿時や、排尿をがまんして膀胱内圧が上がったときに生じることが多く、無理な排尿がまんは禁物です。腹部や背中に不快感を覚える場合があります。

軽度のＶＵＲは、正しい排尿や排便ができるようになるとともに、自然消失することが知られています。また、排尿・排便に障害があると、この自然治癒率が低下することから、機能性排尿排便障害（ＢＢＤ）[※3]への積極的治療が強調されています（『２０１０年ＡＵＡガイドライン』）。小児の場合は、排せつ習慣が確立するまで、抗生剤を少量投与して予防を試みます。

成人女性の尿路感染はめずらしくありませんが、腎盂腎炎をくり返す場合や、家族歴がある場合は、ＶＵＲなどの先天的な病気を考慮することが重要です。排尿・排便障害がある場合は、腎盂腎炎発症のリスクが高く、やはり専門家による排尿・排せつ習慣の見直しが必要です。

図表2　VURの進行度

●VURの程度

Grade Ⅰ：逆流は尿管まで達する

Grade Ⅱ：逆流は腎盂まで達する

Grade Ⅲ：逆流は腎盂まで達し、尿管が一部拡張

Grade Ⅳ：逆流で尿管は腎盂まで拡張

Grade Ⅴ：逆流で尿管は腎盂まで蛇行

※3　Bladder Bowel Disfunctionの略。

VURの手術が必要なとき

ただVURがあるというだけで、手術になることはありません。ただし尿路感染をくり返す場合や、高度のVURがあるときにおいては、乳幼児期でも手術が望ましいと、小児泌尿器科学会の「小児膀胱尿管逆流（VUR）診療手引き2016」には記されています。

手術の原理は、尿管膀胱移行部の逆流防止機構を補強することです。尿管を植え替え、膀胱壁内を尿管が貫通する距離を長くすることにより、逆流の防止を図ります。

これまでは開腹手術で行われることが多く、下腹部に切開の創（きず）が残りました。膀胱壁を切開するため、術後に膀胱の痛みや血尿などの問題も起こります。膀胱外からのアプローチで膀胱壁を補強する術式では、出血や排尿痛を少なくできますが、膀胱の神経への剥離（はくり）など手術操作の影響で、一時的に排尿障害が生じることもあります。

このような問題に対し、現在は腹腔鏡手術や内視鏡手術など、身体への負担が少ない手術が主流となってきました。特に名市大小児泌尿器科で先進医療として取り組まれているロボット支援下の腹腔鏡手術は、膀胱壁を精緻に縫合することが可能で、出血は少なく、神経への剥離など手術操作の影響はほとんどありません。おなかに数カ所の穴をあけて手術道具を挿入するため、創はできますが、それぞれ1cm程度で痛みもほとんどありません。

内視鏡手術（図表3）は手術時間が30～60分程度と短く、腹部手術の既往歴があっても施行できます。膀胱内から尿管口へゼリー状の基材（デフラックス®）を注入し、壁内尿管を補強します。切開は不要で、出血や排尿時痛はほとんどありません。一時的に水腎症になるため、微熱や背部への鈍痛が出ることがありますが、手術の翌日には退院できます。体表に傷が残らず、入院期間が短いので、特にAYA世代で内視鏡手術が選択されています。身体への負担は最も少ない内視鏡手術ですが、逆流が多かったり、BBDがあったりする場合には、追加手術が必要になることがあります。再発の問題からか、乳幼児では特に減少傾向にあり、尿管が太い成人では成功率が低いとされてきました。

しかし、東部医療センターで行われている、細径の尿道膀胱鏡を尿管口からさらに奥へ注入する手技（I―HIT法）では、逆流の消失率が80％と高くなっています。強い逆流が残った場合にも、容易に基材を追加注入できます。

水腎症と腎盂腎炎

腎盂腎炎をくり返すケースで、腹痛などがあり、尿路閉塞が疑われる場合は、超音波検査で尿管結石や尿管狭窄（きょうさく）による「水腎症」の可能性を調べます。

水腎症は、尿路の閉塞により腎盂（および尿管）が拡張した状態です。拡張し

図表3　内視鏡手術の手法

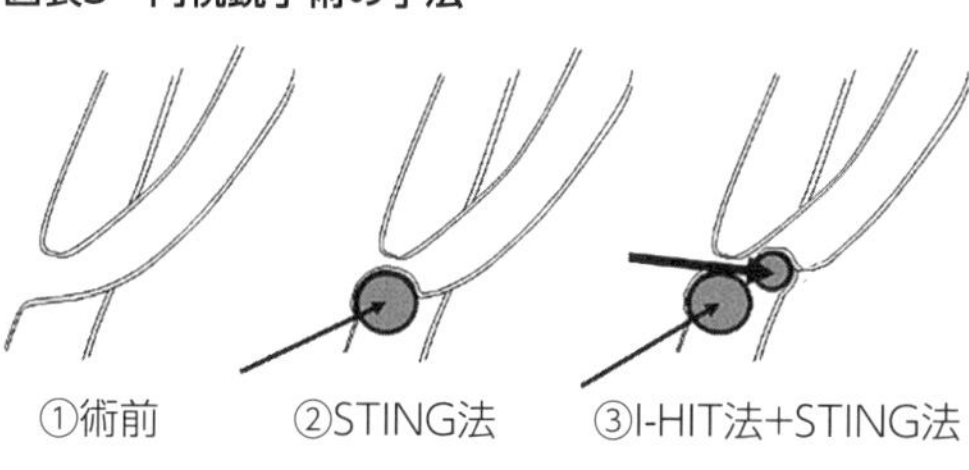

①術前の尿管走行：拡大した尿管が膀胱壁を貫通している

②STING法：Subureteral Injectionの略。尿管口の粘膜下に注入する方法。

③I-HIT：Inserted Hydrodistension Injection Techniqueの略。水圧で尿管口を拡張しながら、内視鏡を奥に挿入して尿管の粘膜下に注入する方法

た尿路に感染が起きたり、腎皮質が圧迫されて、腎機能が低下したりします。

原因として多いのが、尿管の先天的な狭窄です。狭窄が特に起こりやすいのが腎盂尿管移行部[※4]で、胎児期に偶発的に見つかることもありますが、多くの場合は症状がなく、気がつかれません。

水腎症の程度は、5段階に分類されています（図表4）。G3以上では閉塞の可能性が高いですが、症状のないG1やG2は多くの場合、自然治癒します。その間に、適切な排尿・排せつ習慣を確立することが、重要となります

ただし、G1やG2でも、VURに伴う水腎症には、注意が必要です。軽度の水腎症でも、尿路感染や家族歴がある場合には、VURを念頭に精査することが望まれます。

水腎症の診断と治療方針

水腎症を認めた場合には、結石など尿管閉塞の原因となる病気がないか、CTで調べます。先天性の腎盂尿管移行部狭窄症では、尿管の拡張がなく、腎盂のみが拡張しています。

G1およびG2の水腎症では、腎臓の機能は温存され、尿路感染のリスクも低いです。VURと同様に、適切な排尿・排便習慣を確立させるようにします。

しかし、G3およびG4の水腎症では、抗生剤治療への反応性が乏しく、尿[※5]

※**4　腎盂尿管移行部**
腎盂と尿管の境。
①先天的な組織の肥厚
②周囲の血管などによる圧迫
③ポリープなどによる内腔の閉塞
などで、内腔が狭くなることがある。狭窄すると尿が停滞し、腎盂が拡張した状態（水腎）となる。

図表4　水腎症の進行度

●水腎症の程度

G0：腎盂の拡張なし

G1：腎盂の拡張のみ

G2：腎盂の拡張と腎杯の拡張

G3：腎盂の拡張とすべての腎杯の拡張

G4：腎皮質の菲薄化

※**5　尿ドレナージ**
滞った尿を体外に出す手技。体表から穿刺する方法や、狭窄部分に中空の管を留置する方法がある。

ドレナージなどの緊急処置が必要になることもあります。尿管の狭窄もひどくなっており、腎機能の低下が進行することがあります。水腎症は腎臓の片側だけで起こる場合が多く、初期の段階では、採血検査だけではなかなか異常が見つかりません。健康診断の超音波検査で偶然見つけられたときなどには、造影CT検査や腎シンチグラム[※6]など専門的検査で正確な腎機能を評価することが望ましいです。

腎機能の低下が認められた場合には、手術が検討されます。先天性腎盂尿管移行部狭窄症の手術では、狭窄した尿管を切除し、拡張した腎盂と正常な尿管とをつなぎ合わせます。

※6　腎シンチグラム
腎尿細管細胞に取り込まれる物質に、微量の放射性物質を添加して注入して行う検査。取り込まれた量により、濃淡のある腎全体の形態を記録できる。

小児の排尿障害：昼間のおもらしと夜間のおねしょについて

子どものおもらしやおねしょなどの排尿障害は、腎盂腎炎など、積極的治療を必要とする病気が原因である場合があります。うずくまってかかとで股間を圧迫したり、足を交差するなどの尿をこらえる姿勢（図表5）があるか、尿路感染の既往があるかなどから見極めます。診察時には、腹部の所見（便塊や残尿の有無）や、仙骨部の異常（陥凹など）の有無、外陰部（外陰部炎など）の様子などから判断します。既往歴や異常所見がある場合には、病気の有無を調べます。

適切な排尿・排せつの習慣が尿路感染の予防につながることは、２０１０年頃

図表5　子どもの尿をこらえる姿勢

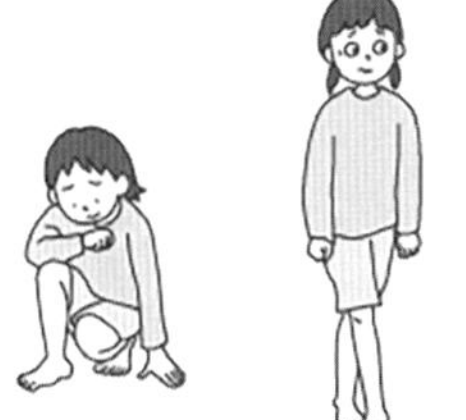

（「夜尿症診療ガイドライン2016」日本夜尿症学会編·診断と治療社より）

から注目されてきました。頻繁におねしょをしてしまう夜尿症においても、「夜尿症診療ガイドライン２０１６」では、標準治療は抗利尿ホルモン薬療法またはアラーム療法[※7]とされていますが、「昼間の尿失禁を伴う夜尿症」では特に、おもらしや排便障害を改善することを第一目標とすることを推奨しています。

排尿・排便指導のすすめ

このような中、排尿・排便指導を中心とする「ウロセラピー」という概念が成立しました。１９８０年代にスウェーデンで提唱されたもので、その後、国際小児禁制学会（ＩＣＣＳ）が設立されています。ウロセラピーでは、排尿・排便の記録をとることをはじめ、就寝前、起床時には必ず、ほかの時間帯（学校では最低2回、帰宅したときと、夕食時にも）にも定期的に排尿すること、排便は毎日朝食後に苦労なくできるようにすること、などを推奨しています。

さらに、座って排尿する場合には両足をしっかり床につけるなど、排尿姿勢についての注意点（図表6）も強調しています。姿勢が安定することで、骨盤や尿道の筋肉がリラックスし、無理のない排尿ができるようになります。女子の場合は、大腿部を閉じずに排尿することが大切です。排便に際しては、やや前かがみになると、直腸から肛門への便の動きがスムーズになります。

日本夜尿症学会からは、以下の生活指導も推奨されています。

※7 アラーム療法
夜尿症の代表的治療方法で、徐々に尿を溜められるようにするもの。下着につけたセンサーが、尿を感知して音や振動を出すことで、夜尿があったときに、本人または家族を起こすことをくり返す。手間や期間が必要だが、再発は少ない。

図表6 排尿時は両足を床につけて

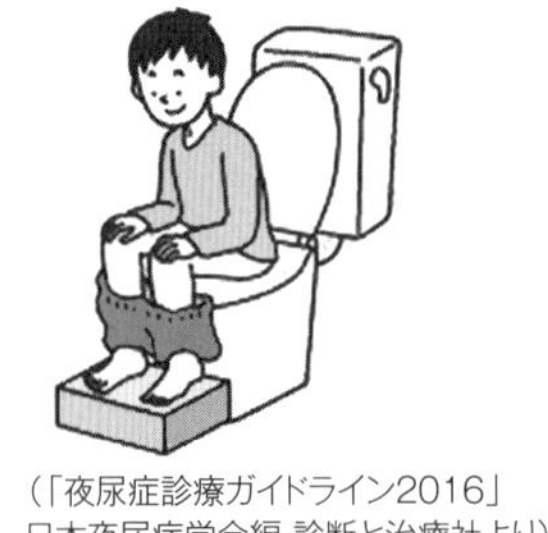

（「夜尿症診療ガイドライン2016」日本夜尿症学会編・診断と治療社より）

①朝食・昼食を十分に摂り、夕食は就寝2時間前に済ませる。
②夕食後の水分は、コップ1杯（約180㎖）までとする。
③便秘の予防には、便意があるときはがまんせず、排便を試みることが大切（直腸近くまで達した便からは水分が吸収されやすく、便秘の原因になりやすい）。
④良質の睡眠をとる。夜間睡眠中に途中で無理やり起こすことのないようにし、睡眠中の寒さや冷えから身体を守る。

【こんなおもらしは要注意】
①間がなく持続するもの
②膀胱炎をくり返すとき
③便秘がひどいとき

夜尿症では、保護者と医療関係者が協力して治療に向き合うことが重要です。担当医などから子どもの病状についてよく説明を受け、理解し、排尿症状や排せつ習慣を記録、おねしょがなかった日にはご褒美（カレンダーにステッカーを貼るなど）をあげると良いでしょう。

チームで臨む　慢性腎臓病の治療

名古屋市立大学医学部　臨床教授／刈谷豊田総合病院腎臓内科　部長　小山　勝志

日本における慢性腎臓病患者数は1300万人といわれ、うち400万人がいずれ透析治療が必要になると考えられています。これに対し、医療の各職種がチームを組み、早期から病気の進行を抑えようとする取り組みが、全国の「透析予防外来」で行われています。

慢性腎臓病（CKD）とはどのようなものなのでしょうか？

腎臓は〝沈黙の臓器〟といわれます。つまり、痛い、苦しい、息苦しいなど自覚症状といわれるものがなかなか出てこない、という特徴があります。自覚症状が出たときには、すでに命をつなぐための透析療法が必要となっています。

失われた腎臓の機能を回復させることができる有効な治療は、現在ありません。透析が必要な患者数は、増加の一途をたどっています。2018年の統計調査では、年間4万468人の新規導入患者が報告され、総数で33万9841名の患者

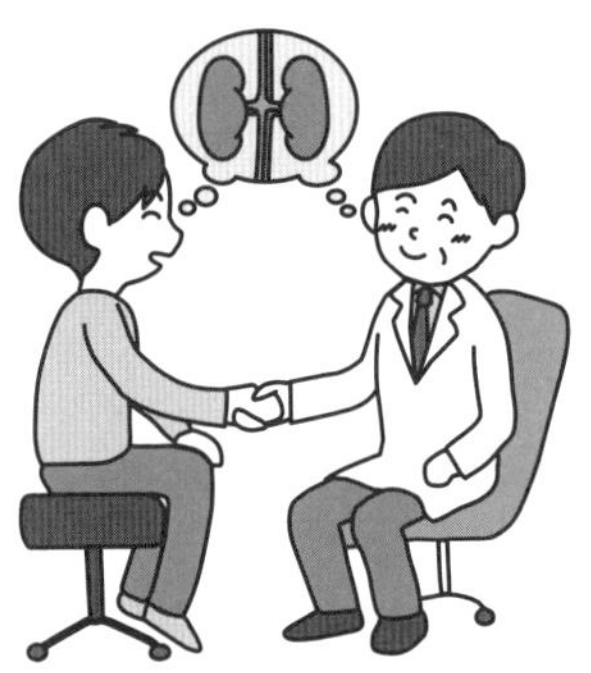

さんが全国で透析治療を受けています。

腎臓は病気がなくても、老化現象で機能（腎機能）が低下していきます（図表1）。およそ40歳から50歳頃までは100％の機能を発揮できますが、その後は約100年かけて機能が徐々に低下していきます。つまり、140歳になれば、ほとんどの方が透析医療を受けていることになるのです。

腎臓を傷める病気の代表は高血圧と糖尿病ですが、「腎臓そのものの病気」も多くあります。それらは尿をつくる装置である「糸球体」を傷めます。糸球体はひとつの腎臓に約60～100万個あるといわれており、血液を濾すことで尿をつくります。糸球体が傷められて、ろ過装置のフィルターにあたる部分が粗くなると、栄養素であるタンパクが漏れます。これがタンパク尿となります。フィルターが破れてしまうと血液が漏れ、血尿となります。

「腎臓そのものの病気」で最も多いのが慢性糸球体腎炎ですが、そのうちタンパク尿が多いためにむくみが全身に及ぶものは「ネフローゼ症候群」として知られています。近年では「膠原病[※1]」で腎臓障害をきたす例も、増加してきています。糸球体はさまざまな病気で傷められ、最終的に5％しか機能しなくなると、透析治療が必要になります。

腎臓を傷めるのは、病気だけではありません。過剰な塩分、喫煙、肥満、メタボ、脱水、くすりの多用（痛め止めや骨粗しょう症の薬など）、痛風なども、腎臓を直接的に傷めつけます。これらの多くが、生活習慣の改善でなくすことがで

図表1　加齢、疾患、生活習慣による腎機能低下

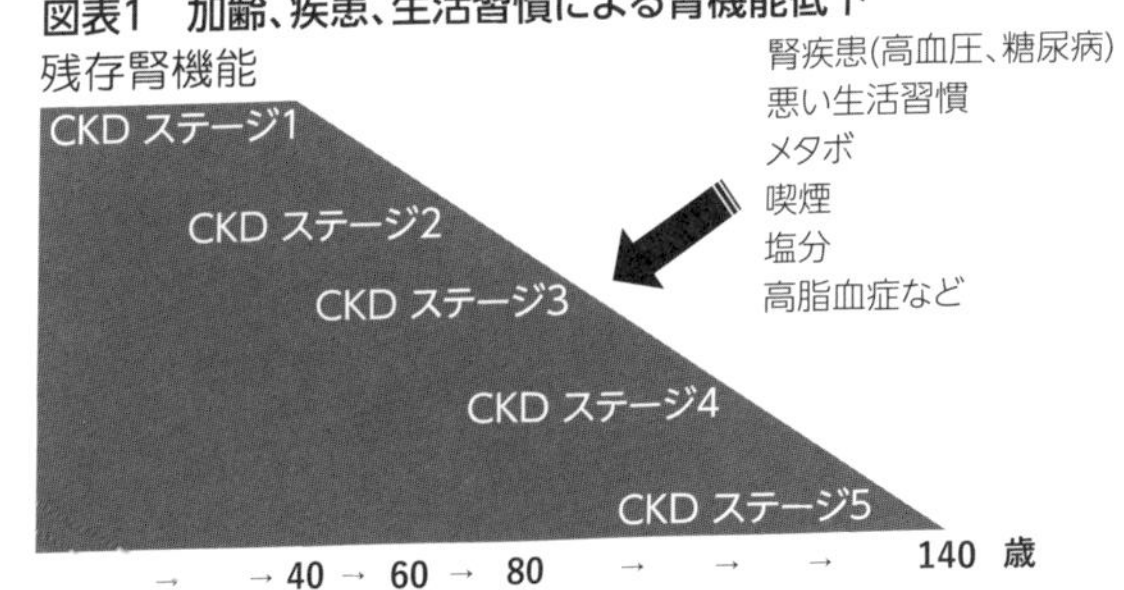

※1 **膠原病**　発熱や関節痛を主な症状とする全身性疾患。代表的なものに関節リウマチがよく知られている。

きるという事実を知ることは、とても大切なことです。

どうなったら慢性腎臓病といえるのですか？

①腎臓の障害（タンパク尿など）や形態異常
②ＧＦＲ（糸球体ろ過量）60㎖／分／1・73㎡未満の腎機能低下（腎機能が正常の60％未満）が3カ月以上続く状態

いずれかの場合が、「慢性腎臓病」とされています。

発症時にはほとんど、自覚症状がありません。多くは健康診断や、腎臓とは関係ない病気の診療時に発見されます。日本では、現状で多く見積もれば、1300万人の方が慢性腎臓病にあたるとされています。

慢性腎臓病の進行を専門家チームでサポートする「透析予防外来」

慢性腎臓病では、腎臓を傷めている原因をひとつずつ消していく、地道な取り組みが重要です。具体的には、腎臓を傷めている元凶の病気を治療します。高血圧、糖尿病、慢性糸球体腎炎などを治療し、正常な状態へと近づけます。さらに、前述のような腎臓を傷める要因を、生活習慣からなくしていきます。

そのためには、「自分の力で腎臓を守る」という発想へ転換することも必要です。

すなわち、医師とともに治療にあたる姿勢が大切なのです。

いずれ透析治療が必要となると考えられる慢性腎臓病患者が増加していることから、透析が必要とならないよう腎臓を守るため、日本腎臓学会を中心として「慢性腎臓病（ＣＫＤ）の診療ガイドライン」が作られました。ガイドラインでは〝チーム医療による多角的強化治療による早期の腎障害の進行抑制〟が強く推奨されています。

しかし、たとえ医師が

「あなたの腎臓病は進行性で、あと3年ほどで腎代替療法が必要になります」
「現在内服中のくすりは腎臓の保護には有効ですが、下痢などで水分補給ができないときは内服を中止してください」
「痛み止めはなるべく飲まないようにしましょう」
「脱水にならないようにこまめに水分を補給しましょう」
「塩分を控えてください」

などと説明しても、具体的にどう行動すればいいのかについての説明が欠けているため、患者に伝わりきらない現実があります。

透析療法を受けるのにどのくらいの医療費が必要なのか、はっきりわからなければ不安が募るばかりでしょう。痛み止めの薬の具体的名称や、どの程度の下痢でどの薬を中止すればいいのかがわからないと、身体への直接的なダメージが生じる可能性があります。

【腎臓専門医とかかりつけ医の連携が重要】

〝慢性腎臓病の診療ガイドライン〟では「かかりつけ医と腎臓専門医のコラボレーションによるふたり主治医体制の確立」も強く謳（うた）われています。腎臓専門医が全国で5千人ほどしかいないことが、この必要性を高めています。慢性腎臓病診療を充実させるためには、地域連携の強化がカギとなるのです。

脱水にならないようにするには、実際どのように水分補給をすればいいのか、これはもっと複雑です。朝から晩まで立ち仕事の方、ボイラーを使って仕事をされる方、夜間にたくさんの排尿がある方など、患者個々人の生活様式によって、ずいぶん違ってきます。

また、塩分制限をするとなれば、単に刺身につけるしょうゆを少なめにしたり、調理で使用する塩を減らす程度では不十分で、食材に含まれている塩分まで知る必要があります。「うすくちしょうゆ」のほうがより多くの塩分を含むことを知らない方も、まだ多くいます。

慢性腎臓病の進行を抑えるためには、生活習慣の是正が必要で、そのための行動変容を促すには、看護師、薬剤師、栄養士、場合によっては医療社会福祉士などの協力も必要です。彼らが専門家として、個々の患者さんが実現可能な具体的方法を提案することで、患者さんは治療に前向きに取り組んでいくことができるのです。

これを現実的に施行できるような取り組みとして、現在、多くの医療施設に「透析予防外来」という診療サービスが創設されました（図表2）。患者さんに「ご自身の腎臓を守るための情報提供（患者教育）」をするもので、慢性腎臓病と診断された時点で受診できます。もし診断を受けたら、ご利用いただきますようお願いいたします。

図表2　透析予防外来

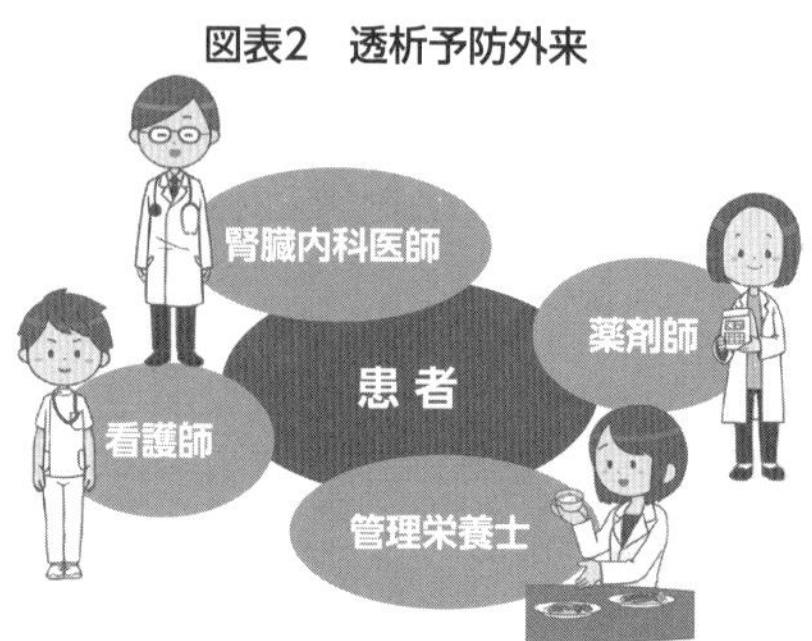

透析予防外来では具体的に何をするのですか？

予防外来の内容は、どの医療機関でもほぼ同等だと思います。ここでは、私どもの病院（刈谷豊田総合病院）の内容をご紹介します（図表3）。

予防外来では医師のみではなく、看護師、薬剤師、栄養士などいろいろな方向からの情報を受けられます。スタッフはそれぞれの職種において、腎臓病に関する専門的な経験と知識を培っています。

初めての患者さんには、透析予防外来に来られた目的を伺います。

「ここは透析予防外来といいます。将来必要になるかもしれない透析療法をできるだけ先延ばしし、生涯にわたり透析療法を受けなくてもいいように、いろいろと勉強するところです。紹介元の主治医からはどのような説明を受けておられますか？」

と聞きますと、多くの患者さんが「とにかく受診しろと言われた」などとお答えになります。

おそらくかかりつけ医もきちんと説明をしているはずなのですが、それを理解できている患者さんはあまりいません。改めてこれまでの腎臓病の経過や、予想される今後の経過を説明し、ほかのスタッフとも協力して、ご自分の病状について理解していただきます。

図表3　透析予防外来の中身

■腎機能の低下速度の測定
■一日タンパク尿の測定

▼

腎臓の病気の進行度の評価

▼

腎保護のための方針立案と各職種での確認・共有
→具体的な指導の実施

▲

腎臓を傷めているものの評価

▲

■一日塩分摂取量の測定
■血圧・肥満度　■糖尿病管理状況
■LDLコレステロール・尿酸

その後、必要な検査が実施されます。検査で「キモ」となるのが「蓄尿検査」です。1日24時間の全尿を容器に溜め、持参していただきます。この検査により、腎機能を正確に評価し、食事の摂り方を中心とした日常生活のあり方を推測することができます。

予防外来スタッフは、患者さんが2回目の受診に来られる前にミーティングを行います。医師は、どの生活習慣を是正すれば腎臓を保護できるかを検討し、教育方針を決定します。食事については栄養士、日常生活については看護師、薬については薬剤師と、各スタッフがそれぞれの専門性を生かして、医師の定めた方針に沿って実施します。

それぞれが30分程度の時間をとって、患者さんが納得いくまで指導していきます。その後は病状に応じて、3～6カ月の期間を空け、フォローアップします。

進行度に応じた慢性腎臓病の診療

慢性腎臓病の治療には、進行度に応じたきめ細やかな診療が必要です。どのように進行し、各病期でどのような診療が行われるのか、説明していきましょう。

①発症期（検診で異常が見つかる段階）

最も大切なのは、腎臓病をまず、検尿から早期に発見することです。そのためには、健診を積極的に行っていただくことが大切です。お勧めの方は会社（事業主）などが実施する職場健診を、お勧めなさっていない方は住民健診などを利用してください。

検尿で異常（具体的にはタンパク尿と血尿）が見つかったら、かかりつけ医の診察を受けてください。タンパク尿[※2]の場合は、それが病気によるものなのか、あるいは生理的なものなのかの区別が重要です。病的なものと判断された場合は、入院して精密検査（腎生検[※3]）を受けることになります。血尿の場合は、尿路結石・尿路系悪性腫瘍・慢性膀胱（ぼうこう）炎のいずれによるものか、鑑別する必要があります。

②進展期（専門医にかかる段階）

検尿で見つかった異常が病的であると判明したり、腎機能の低下が軽度でも認められるような状態になったら、腎臓専門医の診療を受けることが大切です。

腎臓専門医に定期的にかかって、糸球体の障害が進んでいないか、こまめにチェックすることが大切です。また、病気以外で腎臓を傷めている要因（塩分、喫煙、肥満、メタボ、脱水、くすりの多用（痛め止めや骨粗しょう症のためのくすりなど）、痛風など）がないか、医師とともに生活習慣を見直し、あれば改善していきましょう。

高血圧や糖尿病がある場合は、腎障害がそれらによるものかどうかを調べます。高血圧[※4]では「腎硬化症」、糖尿病では「糖尿病性腎症」などが起こります。進行具合に応じて、適切な治療を受けることが必要です。

※2 タンパク尿には、運動時に出る運動性タンパク尿や、起立時に出る起立性タンパク尿など病的でないものもあります。

※3 腎生検 細い針で腎臓の一部を採取して行う検査。

※4 高血圧による動脈硬化が腎臓の細動脈や糸球体におよぶことを「腎硬化症」、糖尿病による血管障害が腎臓の細動脈や糸球体におよぶことを「糖尿病性腎症」という。

腎生検の結果によっては、入院を含めた治療が必要となる場合もあります。特に原因が、慢性糸球体腎炎の中でも日本人に比較的多いとされる「IgA腎症」※5の場合は、扁桃腺の摘出が有効であることが多く、点滴治療と組み合わせた治療の効果が多く報告されています。

③腎機能低下期（腎臓を守るため、より積極的な努力が必要な段階）

腎臓専門医からの適切な治療のほか、食事療法や生活療法の重要度が増してきます。前述の「透析予防外来」以外にも、「腎不全教育入院」※6や「腎不全教室」※7などのサービスをご利用されることが推奨されます。

腎臓保護の主体は、食塩の制限と脱水の予防です。もともと高血圧でなくても、この頃には腎機能の低下によって血圧が上昇し、多くの患者さんに高血圧がみられます。薬物療法の主体は高血圧治療となり、腎臓を保護する効果もある高血圧利用薬が使用されます。

④透析導入準備期（透析の必要性がみえてきて、療法選択外来にかかる段階）

沈黙の臓器である腎臓でも、この時期にはいろいろな症状が出てきます。腎機能低下により起こる症状に対して、治療が必要となってきます。具体的には、腎臓機能が低下するために発症する貧血（腎臓は造血するために必要なホルモンを分泌しており、その障害で進む貧血）などの治療が必要です。

※5　IgA腎症
免疫タンパクの一種・IgAグロブリンが慢性感染巣やリンパ組織（扁桃腺など）で過剰に産生され、糸球体に沈着して炎症を起こすことで、糸球体障害を招く病気。

※6　腎不全教育入院
生活習慣の是正を目的とした短期（5日以内）の入院で、減塩食や飲水活動の意義を学習しながら実践し、行動変容を促す。

※7　腎不全教室
集団で行われるもので、腎臓専門の医療従事者からの講習や、調理実習なども含まれる。

腎不全がここまで進むと、近い将来透析療法が必要になってきますので、病状理解[※8]のため、さまざまな情報提供を得ることが必要です。

腎不全の治療は、腎臓移植、血液透析、腹膜透析の３つから選ぶこととなります（「腎代替療法」といいます）。最近では、「療法選択外来」を持つ病院が多くなってきました。各治療法の特徴を説明し、患者さん自身の意思で選択ができるようサポートするほか、それまでの腎臓病の経過から今後を予想し、現在の生活のあり方をなるべく変えずに透析治療を受ける人生設計を、模索していきます。

透析治療そのものは、人生の終わりではありません。日本では34万人弱の方が、透析治療を受けています。そして、世界でも類をみないほど、質の高い透析治療を実現しています。

しかし透析治療は、それのみで失われた腎臓の機能の１００％を担えるものではありません。長く元気に生活するためには、医師と協力して、ご自身でも食事、生活などを見直し、健康生活を送ることが肝要です。

腎不全の治療はどのように選択するのですか？

もっとも優れた腎代替療法は、腎臓移植です。腎臓を提供してくださる方が身内にいらっしゃれば、移植を強くお勧めします。最近では、残存腎機能がまだ十分ある状態（日常生活への影響がない程度の腎障害）で、腎移植を受ける患者さ

※8 病状理解
自分の病気について理解を深めること。「疾病受容」ともいう。

んが増えてきています。

腹膜透析は、在宅療法が基本です。現在、わが国は在宅治療を勧めており、いろいろな優遇サービスを受けることができます。月1回から2回の通院で済むことも、大きなメリットです。

血液透析は、医療施設での集団治療が基本で、週3回の通院が必要です。在宅での血液透析療法は、まだ進展していないのが現状です。

腹膜透析も血液透析も、わが国での質の高さは、世界一とされています。透析治療を受けながらの人生も長いものとなりますので、「透析しないと生けていけない」から「透析しながら人生を生きる!!」へ、発想の転換が必要となります。

そしてまずはやはり、慢性腎臓病の進行を食い止めることです。透析予防外来に受診することで塩分制限の継続ができるようになられた患者さんの多くは、タンパク尿が減少し、腎機能低下が止まったりしています。

「ご自身の腎臓は自分で守る」といった、患者さんの積極的な医療参加が重要です。それにはまず、医療スタッフがあなたに寄り添って、ともにあなたの腎臓を守る「透析予防外来」ほかご紹介したサービスを利用してみてください。私たち医療スタッフとともに、歩んでいきましょう。

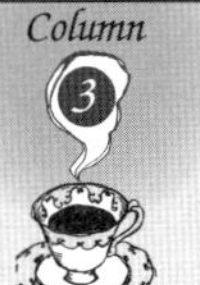

コラム
Column 3

PCRを知ろう!
～開発の歴史と「検出せず」

医学研究科共同研究教育センター　講師
名古屋市立大学病院中央臨床検査部　部長　井上 貴子

新型コロナウイルス感染症の流行によって耳にする機会が増え、一躍知名度が上がった遺伝子検査「PCR」についてお話しします。

PCRは「polymerase chain reaction（ポリメラーゼ連鎖反応）」の略で、20世紀の重要な科学技術のひとつに数えられる素晴らしい検査方法です。わずかな量の遺伝子からそのコピーをつくり、目的の遺伝子を検出する方法です。病気の診断から病状の把握、基礎研究にまで、幅広く活用されています。

PCR検査は1983年に考案されました。当初は手順が複雑でしたが、さまざまな改良を経て実用化され、感染症や遺伝子変異がみられる病気の診断などに使われるようになりました。1993年には、ノーベル化学賞を受賞しています。

新型コロナウイルス感染症検査としてのPCRは、検体（鼻腔ぬぐい液、唾液など）を検査できる状態に処理するところから始まります。それを試薬と混ぜ合わせ、PCR装置で温度を上げ下げして、新型コロナウイルスだけが持つ遺伝子を増やします。コロナウイルスに感染している場合、PCRでコロナウイルス遺伝子が増えますが、感染していない場合（すなわちコロナウイルスの遺伝子がない）には反応は起こりません。

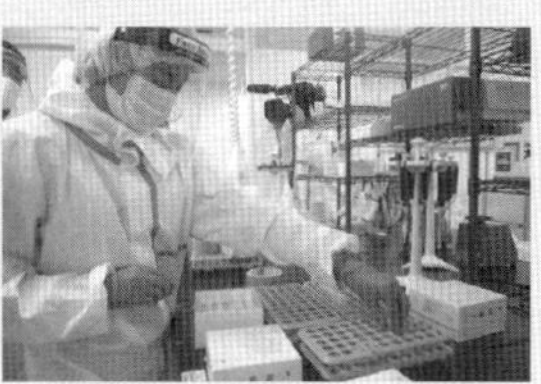
PCR検査の様子

PCRは新型コロナウイルス感染症検査の中で最も信頼できる方法ですが、結果が検体採取の条件（例：検体が多すぎるまたは少なすぎる、粘液などの検査の妨げになる物質が多く含まれている、不適切な状態で検体が保存されていた）などに左右されます。感染者の検体でも、その中に十分なウイルス量が含まれていなければ、検出できないことがあるのです。そのため、PCRに代表される感染症検査の結果報告では、病原体を検出できなかったケースを「陰性」とはいわず、「検出せず」または「検出感度以下」と表現しています。

このコラムが名市大ブックスに登場する頃には、新型コロナウイルス感染症が収まり、病気で苦しむ人が減っていることを強く願っています。

知っておきたい薬用植物の知識

薬学研究科生薬学　教授　牧野 利明

漢方薬の原料となる薬用植物と、それを原料とする生薬の知識は、いわゆる健康食品を使用する際にも応用できることから、ぜひ持っておいていただきたいものです。この記事をきっかけに、関心を持っていただければ幸いです。

薬学部には必ず薬用植物園がある

日本では、薬学部がある大学には、必ず薬用植物園もあります。１９５６年に当時の文部省が指定し、現在も有効な「大学設置基準」という文書で、薬学部には薬用植物園を置く決まりとなっているからです。ただし、「薬用植物園」という用語が記されているだけで、面積や規模については規定がなく、大学によってバラバラです。キャンパスの裏山そのものが薬用植物園となっている大学もあれば、駐車場の隅の一画だけを薬用植物園としている大学もあります。

名市大の薬用植物園は、薬学部が１９５１年に現在の田辺通キャンパスに

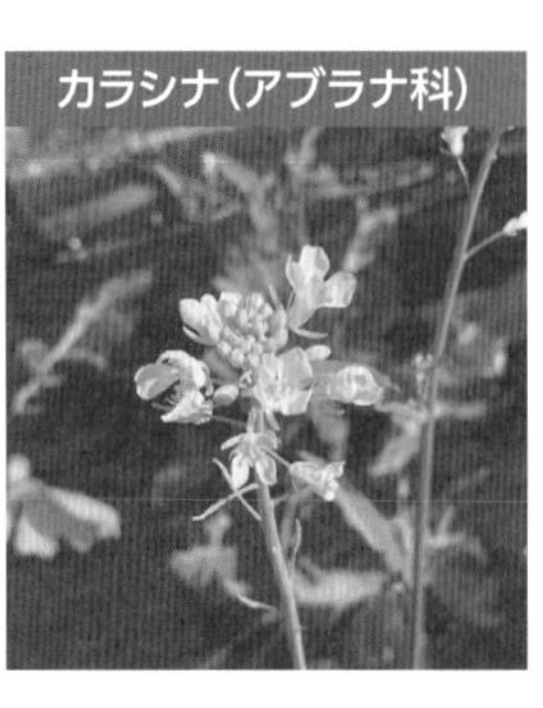

カラシナ（アブラナ科）

種子が生薬の「カラシ（辛子）」となるほか、和がらしの原料となります。マスタード（洋からし）の原料は同じアブラナ科のシロガラシで、異なる植物です。

移ってきたときに整備され、それから70年、同じ場所で薬用植物を維持管理しています。２０１３年に田辺通キャンパスの新校舎が建設完了した際に、薬用植物園を囲むフェンスや園内の歩道も整備され、以前よりキレイな植物園になりました。

本稿で使用している写真は、特に注記されていない限り、名市大の薬用植物園で撮影したものです。なお、生薬の名前の後にある「（局）」は、日本薬局方に収載されている医薬品だということを表しています。

薬用植物は〝日常生活を楽しくする植物〟

植物は私たちに酸素を供給し、食物の原料にもなっています。私たちは、植物なしで生きることはできません。木造住宅に住む場合は植物が原料となっていますし、今でこそ化学繊維で衣服が作られることが多くなりましたが、綿や麻などの繊維は植物由来です。ヒトの衣食住すべてが、植物と関わっていることになります。

植物のうち、薬としても利用するものを「薬用植物」といいます。「薬」という字は草かんむりに〝楽しい〟と書きますから、〝草を利用することにより病気の苦しみが楽になった〟という意味にも取れますが、〝草を利用することで日常生活がもっと楽しくなる〟という解釈もできます。

けれども、野菜や果物など、衣食住と関わっている植物のことを、薬用植物

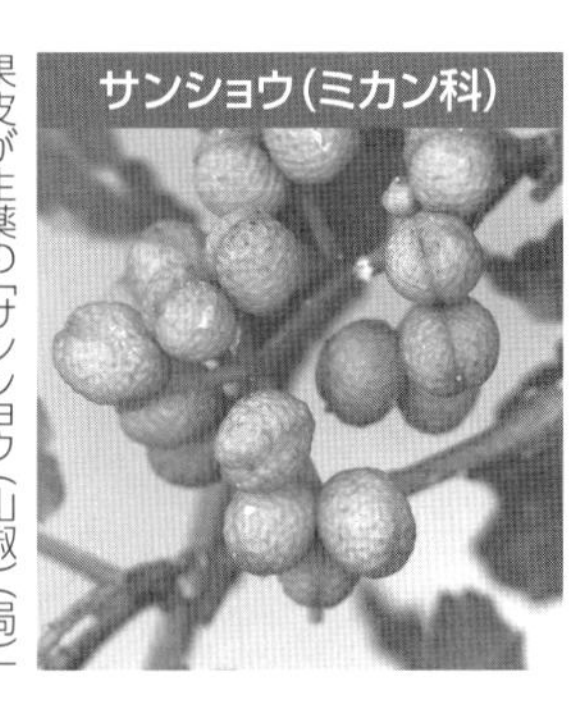

サンショウ（ミカン科）

果皮が生薬の「サンショウ（山椒）（局）」となるほか、若葉や果皮が香辛料の原料となります。中国では別の植物の果皮を使った「カショウ（花椒）」が使われます。

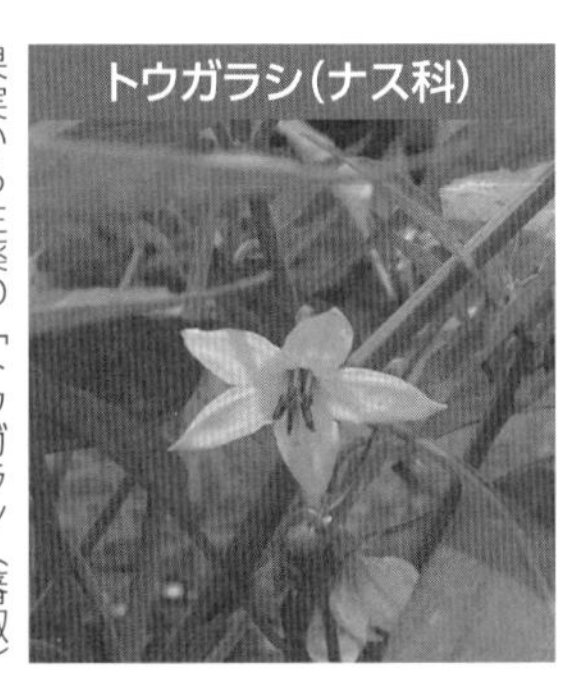

トウガラシ（ナス科）

果実から生薬の「トウガラシ（蕃椒）（局）」が得られるほか、日本薬局方ではトウガラシ果実を粉末にした「トウガラシ末（局）」と、トウガラシ果実から調製した「トウガラシチンキ（局）」が収載されています。

とは呼びませんよね。では、日常生活が楽しくなる草って、どんなものがあるでしょう？

たとえば納豆にカラシを添えたり、ウナギの蒲焼きにサンショウをかけたり。ほかの食材をさらに美味しくし、食生活をより楽しくしてくれるような食材があります。そのような食材のことを、「薬味」と呼びますよね。さまざまな薬味を混ぜて調理した米飯を「かやくごはん」といいますが、漢字で書けば「加薬」です。カップ麺に入っている乾燥した野菜や肉が入った袋にも「かやく」と書かれていることがありますが、これも「加薬」です。つまり〝薬〟は、医薬品以外の身近な食材の中にもあることになります。

食材なのに薬ってどういうこと？

食材なのに〝薬〟とは、どういうことでしょうか。食べることはヒトの生命活動において必須ですが、「薬味」や「加薬」と呼ばれる食材は、使用しないと食事がつまらなくなるだけで、必須というわけではありません。逆に薬味や加薬だけでは、おなかは満たされませんし、からすぎて食べられない…ということもあるでしょう。白飯と同じ量のトウガラシをそれだけで一気に食べてしまったら、著しい発汗とそれに伴う消耗が起き、なんらかの健康被害が起きそうです。

ここから、薬味と医薬品の共通点が見えてきます。すなわち、必要な量を適切に使用すれば、病気が楽になったり食生活が楽しくなったりしますが、間違った

ティーツリー（フトモモ科）

葉や茎から得られる精油がティーツリー油で、きず薬として使われたり、香料として化粧品やシャンプーなどに配合されます。まれにアレルギー反応を起こすので注意。

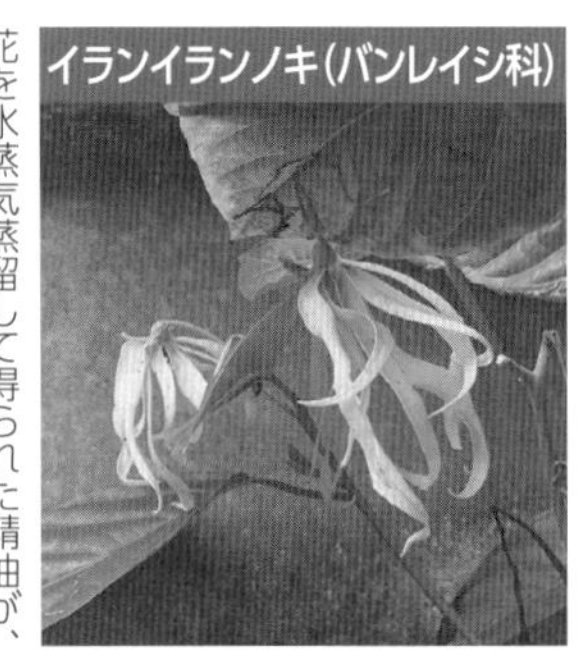
イランイランノキ（バンレイシ科）

花を水蒸気蒸留して得られた精油が、化粧品の香水に配合されます。アロマセラピーでも、鎮静や抗うつを目的に使用されます。

使い方をすると、なんらかの健康被害が生じるのです。

つまり薬用植物とは、医薬品の原料となるものだけでなく、〝衣食住に必須ではないが、適切に使用すると私たちが楽になったり楽しくなったりする植物〟ということができます。先ほど出てきたカラシやサンショウ、トウガラシなどの香辛料（スパイス）となる植物、ティーツリーやイランイランノキなどの香料となる植物、アイやアカネなどの染料となる植物も、薬用植物です。

医薬品の中には、病気を治すことが目的ではない「医薬品添加物」というものもあります。たとえば錠剤を固めるために使用するトウモロコシデンプン、軟膏剤を作るときに使用するゴマ油やヒマシ油、オリーブ油など。これらはそれぞれ、トウモロコシ、ゴマ、トウゴマ、オリーブという植物を原料としていますから、それらは薬用植物ということができます。

食薬区分

以上からすると、植物を厳密に食用と薬用に分けるのは、難しいことがわかります。しかし、日本の法律では、ヒトが口から摂取するものは必ず、食品、医薬品、医薬部外品のうちのいずれかに分類されることになっています。医薬品添加物を除く医薬品は、必ず副作用を伴いますので、医師、薬剤師、登録販売者等の管理下で販売・使用するのが決まりです。一方、医薬部外品と食品は、一般人で

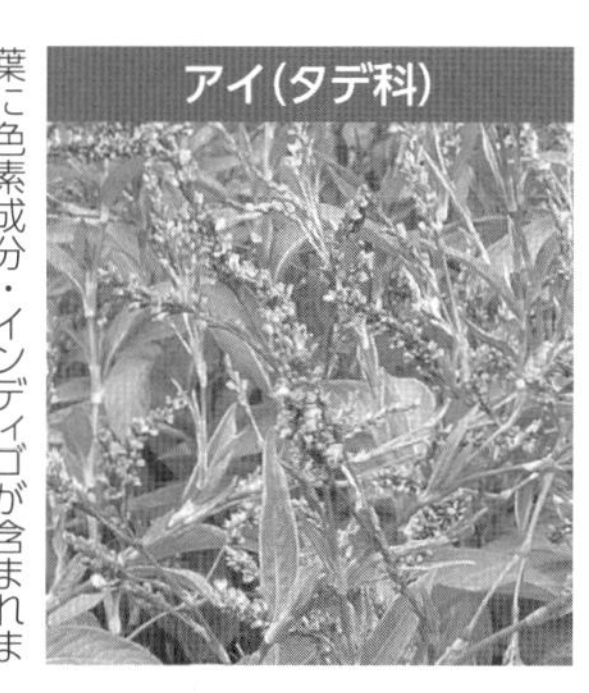
アイ（タデ科）
葉に色素成分・インディゴが含まれます。葉を発酵させたものが藍染めに使用されていましたが、現在では化学的に合成されたものが使用されています。

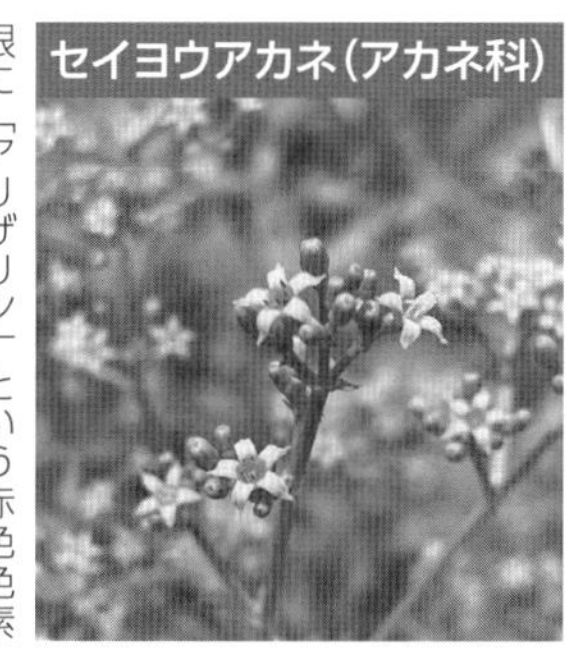
セイヨウアカネ（アカネ科）
根に「アリザリン」という赤色色素を多く含むため、セイヨウアカネの根がアカネ色素の製造原料となっています。

も安全性を自身で判断できるものとされ、誰でも自由に販売、購入できます。

　毒性が強いシナトリカブトやハシリドコロなど、医薬品の原料となる薬用植物で野山に自生しているものを、自分で収穫し、自分で使うぶんには自己責任でよいでしょう。しかし、それらを誰もが食品として自由に販売、購入するのは、さすがによろしくないですよね。

　そこで日本では、植物を原料とする素材が、食用であるか医薬品であるかの境界が決められています。1971年に当時の厚生省が発行した「無承認無許可医薬品の指導取締りについて」という通知にある「専ら医薬品として使用される成分本質（原材料）リスト」という一覧表、通称「食薬区分」です。最新版は2020年に改定されました。

　このリストに収載された、さまざまな植物を原料とする素材は、日本国内では〝医薬品としてしか市場に流通させることができないもの〟とされています。含まれるのは、シナトリカブトのような明らかに〝毒草〟といえるものだけでなく、ある程度強い薬効があり、服用量によっては副作用が心配されるものです。このリストに載っている素材（以下、「医」と表記する）は、医薬品として効能・効果が政府から承認されていれば、薬剤師や登録販売者が販売できますが、承認されていない場合は販売が認められません。

　一方、このリストに掲載されていない素材（以下、「食」と表記する）は、食品として流通させることができ、誰でも自由に販売できます。ただしこれは、

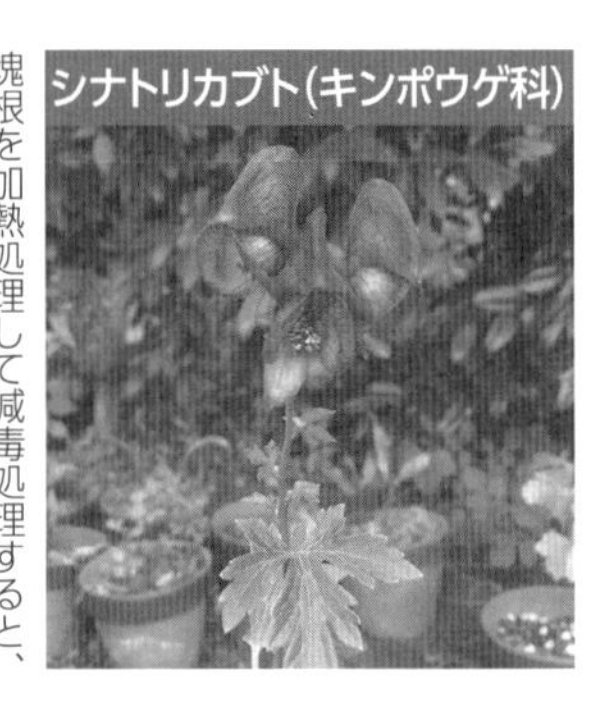
シナトリカブト（キンポウゲ科）
塊根を加熱処理して減毒処理すると、生薬の「ブシ（附子）（局）」が得られます。冷えを伴う痛みや、高齢に伴うさまざまなからだの不具合に対する漢方薬に配合されます。

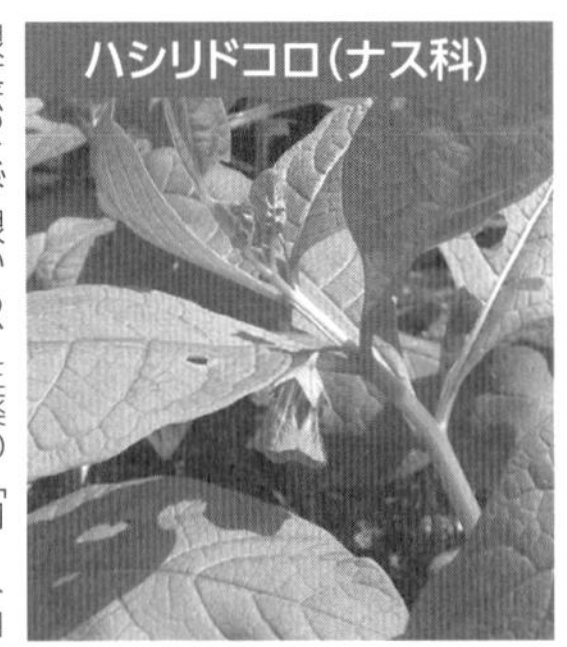
ハシリドコロ（ナス科）
根茎および根から、生薬の「ロートコン（局）」が得られます。筋肉のけいれんを鎮めるため、少量が下痢止めに配合されます。毒性が強く、名前は中毒時に狂ったようにところ構わず走り回ることに由来します。

効能・効果を標ぼうしない限りのことです。「機能性表示食品」と呼ばれる商品は、「体脂肪が気になる方へ」「血圧が高めの方に」などと〝機能性〟を表示することはできますが、特定の病気の診断・治療・予防などに関する表示はできません。

食品は、各国の文化によって異なります。したがって、食薬区分も国によって内容が異なります。海外では食品として使用されている食材が、日本では医薬品としてしか販売できない、ということも起こり得ます。

たとえばチョウセンゴミシの果実は、韓国では「五味子茶」という茶外茶[※1]の原料として使用され、韓国内のスーパーマーケットで食品として販売されています。しかし日本では、チョウセンゴミシの果実は、食薬区分で「医」となっています。もし韓国から五味子茶を日本へ輸入し、国内で無資格者が販売したら、その人は法律違反で摘発されることになります。

一方、薬剤師や登録販売者は、チョウセンゴミシの果実を原料とする、生薬の五味子を販売することができます。これはあくまで、政府から承認された効能をもつ、漢方薬を調合するための医薬品としての販売で、販売に際して使用方法を説明することも義務づけられています。茶飲料として使用することは、勧められません。

現在では、アメリカ発のダイエタリーサプリメントのブームが日本にも伝わり、怪しげなものも含めた種々さまざまの「いわゆる健康食品」が流通していますが、

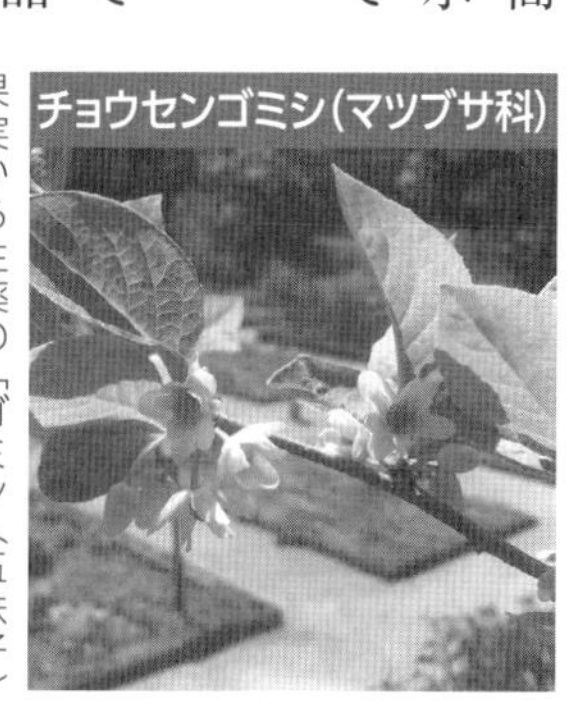

果実から生薬の「ゴミシ(五味子)(局)」が得られ、小青竜湯などの漢方薬に配合されます。朝鮮半島では五味子茶という清涼飲料水としても利用されますが、日本では医薬品としてのみ利用可能です。

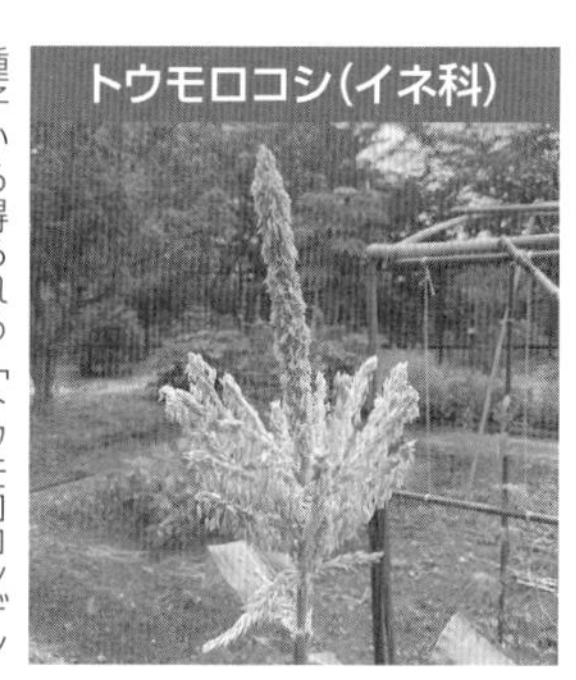

種子から得られる「トウモロコシデンプン(局)」が医薬品添加物として用いられるほか、デンプンを加水分解して糖化したものが生薬の「コウイ(膠飴)(局)」となります。

これも素材が「食」に該当する限りにおいてのことです。海外流通品が手軽に手に入りやすくなっていますが、日本の食薬区分は、作用の強すぎる植物素材が消費者に副作用を起こすことを防ぐ一方で、いいかげんな品質の製品を国内で流通させないようにする、という重要な役割を果たしています。

薬用植物を原料にして生薬が生産される

薬用植物を原料とした商品が医薬品として流通する場合、「生薬」となります。ただし、生薬の原料には、薬用植物だけでなく、動物、鉱物も使われます。天然由来の素材を簡単に加工し、適切な品質管理を行った後、医薬品として流通するものが「生薬」です。医薬品なので、品質、安全性、有効性を担保するため、食品とは異なる品質管理が求められます。

たとえば、〝朝鮮人参〟や〝高麗人参〟として知られるオタネニンジンの根は、生薬ニンジン[※2]の原料でもあります。オタネニンジンの根は、食薬区分では「食」となっていて、食品としても流通可能です。オタネニンジンの根は価格が比較的高いため、偽物や粗悪品も多く流通しています。しかし、一般消費者は、本物のオタネニンジンの根と偽物のそれとの区別はなかなかつかないでしょう。まして、錠剤やカプセルのような形状に加工されてしまえば、私でも実験室に持ち帰って成分分析をしない限り、本物かどうか鑑別することはできません。このような品質を、食品として販売されるものに関しては、消費者は自ら確認しなければなら

※1　緑茶、紅茶、ウーロン茶などの原料となる植物の名はチャノキですが、チャノキ以外の植物を原料とする茶飲料のことを「茶外茶」と呼びます。

※2　オタネニンジンの根からつくられる生薬(医薬品)の正名が「ニンジン」。英語でcarrotと称される野菜のニンジンとはまったく異なるものです。

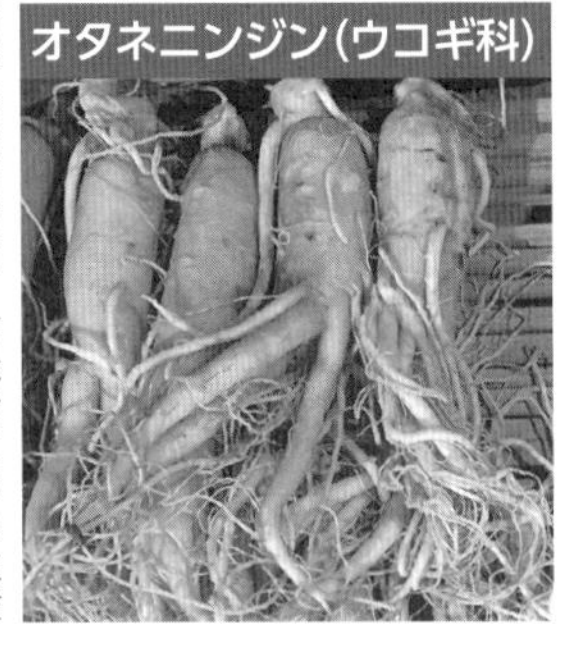

新鮮な根を中国・吉林省にある生産地で2019年に撮影。根を乾燥させると生薬の「ニンジン(人参)(局)」、それを蒸してから乾燥させると生薬の「コウジン(紅参)(局)」となり、どちらも強壮薬として利用されます。名古屋では江戸時代にオタネニンジンを栽培していたそうですが、現在は暑すぎて育てられません。

ないのです。

医薬品は〝病気に対して有効〟という付加価値がつきますから、食品より価格をさらに高く設定できます。しかし医薬品の価値は、一般の人には実際に使用してみるまでわかりません。逆の見方をすれば、偽物や粗悪品と見破られないまま高く売ることもできます。ＷＨＯ（世界保健機構）によれば、全世界で流通する医薬品のうちの約1割が偽造品です。先進国では1％未満ですが、発展途上国では3割もが偽造品、ということもあるそうです。

そこで、日本で流通する医薬品の品質を規定しているのが、公定書である『日本薬局方』です。日本では、医薬品については政府が、この日本薬局方に反する粗悪品や偽造品が流通しないよう監視していますから、大きな問題は起こっていません。生薬のニンジンであれば、日本薬局方に従って、原料として正しい植物を使用していること、含有成分であるギンセノシド類が一定量含まれていること、農薬や重金属に汚染されていないことなどを厳しく試験され、合格したものだけが市場に出てきます。

つまり、原料が同じ植物であっても、生薬の場合は偽物や粗悪品ではないことが政府によって保証され、一定の品質が確保された状態で流通し、専門知識がなくても安心して使用できます。ここに食品のオタネニンジンの根と、生薬のニンジンの違いがあります。

ゴマ（ゴマ科）

種子から生薬の「ゴマ（胡麻）（局）」が得られ、消風散などの漢方薬に配合されます。種子を搾った「ゴマ油（局）」は、軟膏基剤として利用されます。

トウゴマ（トウダイグサ科）

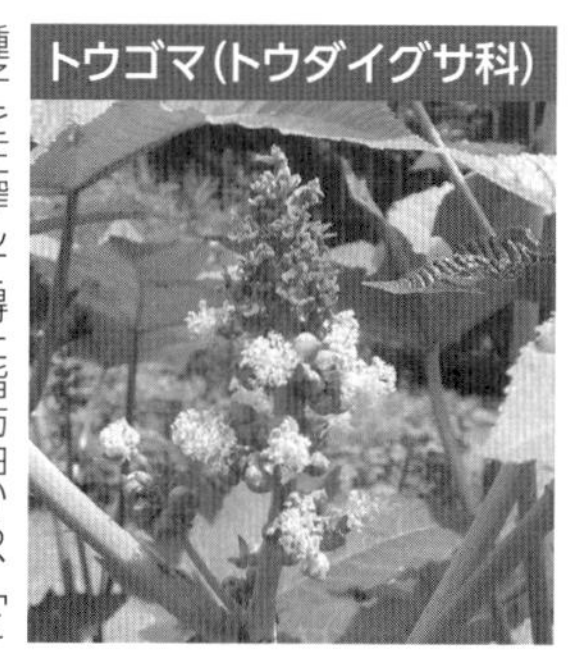

種子を圧搾して得た脂肪油から、「ヒマシ油（局）」が得られます。かつては下剤としてよく使用されていましたが、現在では軟膏基剤や工業用潤滑油としての利用のほうが多いです。

生薬を原料として漢方薬や民間薬が生産される

「漢方薬」は、漢方医学の考え方に基づき、医薬品である生薬を複数調合して製造されます。「生薬」は天然由来の医薬品を指すのであって、漢方医学だけで使用されているわけではありません。異なる哲学を持つ西洋医学でも使用されています。西洋医学では、生薬から発見されたさまざまな有効成分となる化合物を医薬品として使用するように発展したため、現在はほとんど生薬を使用しなくなっています。

一方、漢方医学はヒトの感覚を元にした学問体系であるため（くわしくは名市大ブックス第6巻収録の「いろいろな病気に漢方を使おう」をご参照ください）、動物実験では有効成分を明らかにすることができず、生薬のまま使い続けています。

日本では古くから、整腸健胃薬として使用するセンブリや、止瀉薬（ししゃやく）（下痢止め）として使用されるゲンノショウコなどのように、学問体系を持たない民間伝承によって使用されている生薬もあります。これらは「民間薬」と呼ばれ、漢方薬の原料としては使用されず、通常は複数の生薬と調合せずに単独で使用します。

サプリなど「いわゆる健康食品」を使うときには生薬の知識が役に立つ

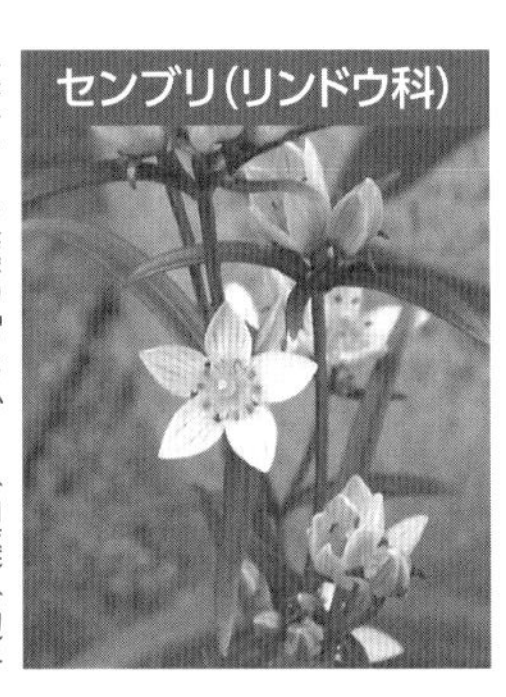
センブリ（リンドウ科）

全草から生薬の「センブリ（当薬）（局）」が得られ、苦味健胃薬として使われます。日本での民間薬で、漢方薬にはいっさい配合されません。これまで乱獲されてきたために、絶滅危惧が懸念されています。

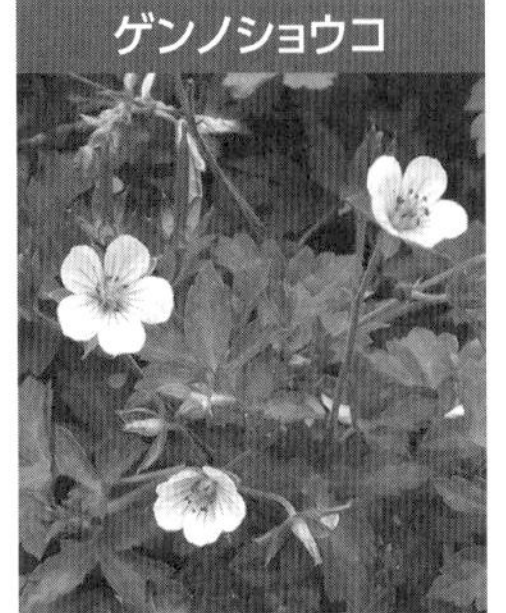
ゲンノショウコ

地上部から生薬の「ゲンノショウウコ（局）」が得られ、下痢止めとして使われます。この植物も漢方薬では使用されません。東日本では白花、西日本では赤花が分布し、東海地方では混在していますが、花の色の違いによる薬効の差はありません。

私の専門である「生薬学」という学問は、偽物、粗悪品が流通しやすいという性格をもつ医薬品において、いかに生薬の品質を確保するか、という商品学です。そのような仕事は、医師や患者さんが安心して生薬を使えるようにするための重要な内容であるはずなのですが、一般にはこのことが認識されず、なかなか理解されていないのが残念な点です。

ただ、同じ天然素材を原料とする食品、とくに一般食品よりも価値が高く、錠剤やカプセルに加工されていて見た目からはまったく中身がわからない「いわゆる健康食品」を取り扱う際には、この本を手にするみなさんにとっても「生薬学」は大変役立つ知識ではないかと思います。

オリーブ（モクセイ科）

果実を圧搾すると「オリーブ油（局）」が得られます。軟膏基剤のほか、皮膚や粘膜保護を目的とした医薬品としても使用されます。

名市大の薬用植物園は、敷地面積が決して広くはなく、特定の植物を栽培してなんらかの商品を生産しているわけではありません。薬用植物や生薬、漢方薬に関する知識を、実際に生きている植物を使って学ぶ機会を提供するために、維持管理しています。薬用植物、生薬の偽物と本物の鑑別は、文字で伝えることは困難です。実際のものを見て、触って、味見して、まさに五感をフル動員して学ぶことが基本であり、重要となります。

普段は一般公開していませんが、年に4日間、薬用植物園として市民公開講座を開催しています。ぜひ、参加して、本物の薬用植物を確かめてみてください。

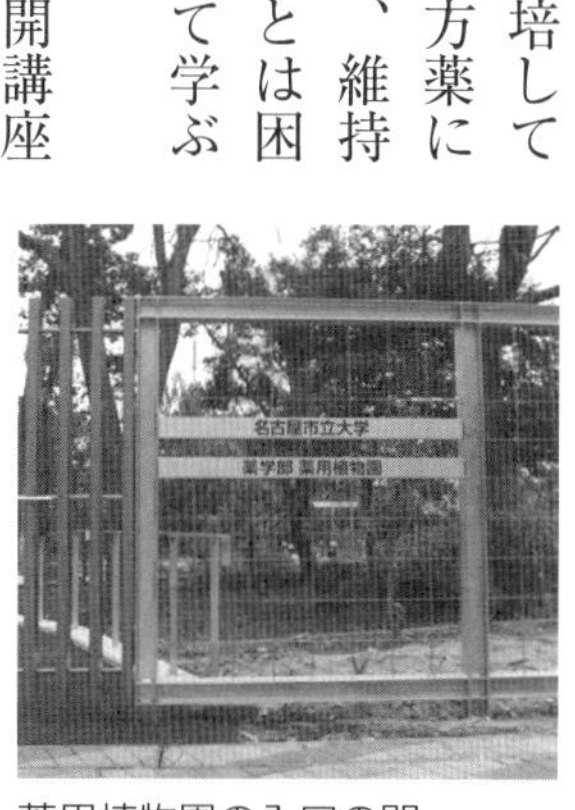
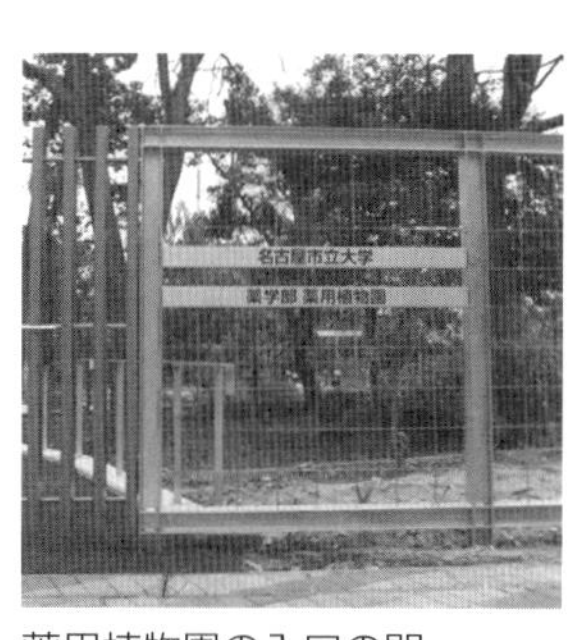

薬用植物園の入口の門

病理診断科のお仕事、ご存じでしょうか?

医学研究科実験病態病理学　東部医療センター　教授　稲熊　真悟

「病理診断科」という診療科について、聞かれたことがありますか? 病理診断科では「病理専門医」が、検査で採取した細胞や組織を調べ、病気の診断をしています。病理専門医の業務について、紹介させていただきます。

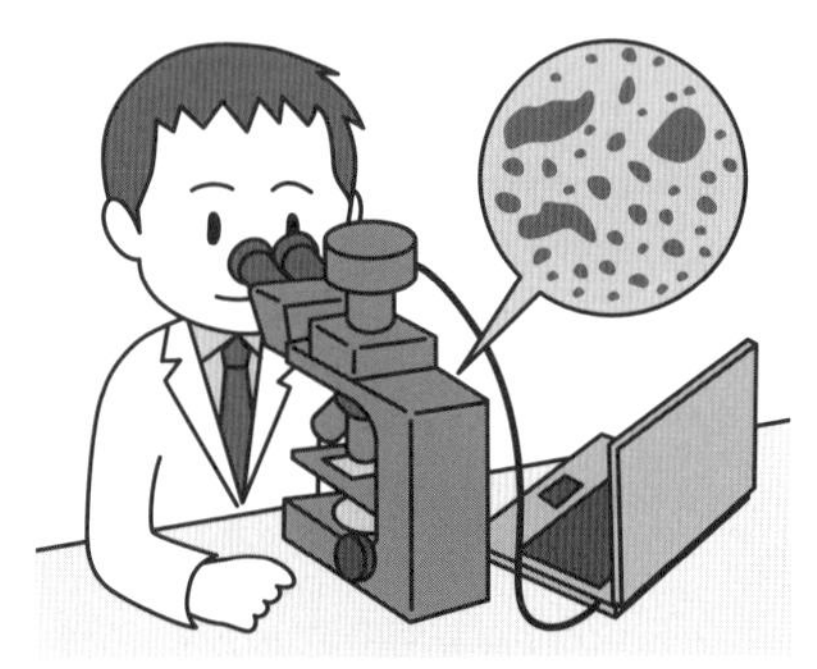

裏方的な存在の病理専門医

病理診断科は比較的大きな病院にしか設置されておらず、直接患者さんを診察する機会も少ないので、なかなかなじみのない方が多いかと思います。以前は「病理部」や「病理診断部」と呼称されることが多かったのですが、２００８年に、内科や外科などの医師が開業する際に広告可能な標榜科名のひとつとして「病理診断科」が認められ、医療法施行令第３条の２にその名称がつけ加えられました。

「病理専門医」とは、日本病理学会が認定する、病理診断を行う専門職のことで、専門医資格のひとつに数えられています。1970年に認定病理医制度として発足した後、2002年には専門医制度に組み込まれ、認定病理医から病理専門医に呼称変更されております。

病理専門医になるには、大学医学部医学科（6年制）を修了し、医師国家試験に合格して医師免許を取得しなければなりません。その後、日本病理学会が認定する研修施設で4年以上病理学研修を行い、所定の研修内容を修了した後、日本病理学会が実施する専門医試験（筆記試験、実技試験）に合格し、日本病理学会専門医制度運営委員会で審議、認定されることで病理専門医となることができます。

現在、約2200人の病理専門医が登録されていますが、約31万人とされる医師の約0・7％程度と、絶対数は非常に少なく、主に500床以上の大規模病院に勤務しています。500床未満の中小規模病院に病理専門医が常勤するケースは少なく、勤務していても1、2名というところがほとんどです。

病理診断科で行う診断業務について

皆さんは、肺がん、子宮がんなどの細胞診検査を受けられたことがありますか？あるいは、胃がんや、大腸がんの内視鏡検査の折に、組織検査をしましょうと言われたことはありませんか？

そのようなときに、皆さんの体を構成している細胞や組織から採取された検体を顕微鏡で観察し、適切な病名を決定するのが、病理専門医の主な仕事です。しかしながら、採取した細胞、組織はそのままでは顕微鏡で観察することができません。臨床医から提出された検体は、適切に固定（防腐処理）され、標本作成、染色といった工程を経て、①細胞診標本や②組織標本（ホルマリン固定パラフィン標本）へと、手作業で加工されます。病理診断科では、病理専門医以外に、このような標本作成を行ったり、細胞診断の補助を行ったりする〝匠（たくみ）〟の技術をもつ臨床検査技師も働いています。

それでは、病理診断科で扱う標本と実際の診断業務を見ていきましょう。

細胞診断

肺がんや膀胱（ぼうこう）がんでは、がん細胞がはがれて、痰や尿に混じって排出されることがあります。そこで、これらの検体から細胞診標本を作製し、顕微鏡で調べると、悪い細胞がいるかどうか比較的簡単に判断できることがあります。子宮がん検診では、子宮頸部から細胞を綿棒やブラシでこすり取って細胞を採取します。乳房・甲状腺などのしこりには、細い針を刺して細胞を吸引採取します。これらを調べることで、病変の性状を推定することができます。

取られた細胞は、スライドグラスに直接塗布します。尿をはじめとする液状検体の場合は、遠心分離を行って細胞成分を集めた後に、スライドグラスに塗抹します。スライドグラスに塗抹された細胞は、95％エタノール溶液に入れて固定す

※1 パパニコロウ染色
細胞標本染色法のひとつで、細胞診について報告した医学者、G・パパニコロウ（1883～1962）の名を取って「パパニコロウ染色」と呼ぶ。細胞核は青紫色に、細胞質は細胞の種類に応じてオレンジ色～緑色に染め分けられる。

る検体と、冷風にて乾燥固定を行う検体とに分けられます。前者はパパニコロウ[※1]染色を、後者はギムザ[※2]染色を施され、各々、細胞診断に供されます。

細胞診断では、比較的簡単に細胞を採取できる反面、もとの臓器の構造が保持されていないことが多く、ばらばらの状態で細胞が取れてくることがほとんどです（写真1）。そのため、細胞診断においては、ひとつひとつの細胞の顔つき（細胞核の大きさや、核クロマチン・細胞質の性状、核を含む細胞の形態、形状の不整）と、ある程度残っている組織の構造を主に観察し、採取された細胞が悪性のものか否か、推定していきます。

細胞診断は、後述する組織診断よりも広い範囲の情報を得ることができ、スクリーニング検査（生検組織診断など精密検査が必要な患者さんを見出すための検査）として有用である半面、診断精度には劣るといった特徴があります。

生検組織診断

細胞診断によるスクリーニング検査で異常を指摘された患者さんや、内視鏡検査、X線検査などで精密検査を必要とすると判断された患者さんの病気について、診断名を確定し、治療方針を決めるために行われる検査を「生検」と呼びます。胃や大腸、肺、皮膚などのさまざまな臓器から、病変の一部（多くの検体は数㎜大）を採取し、ホルマリン（10％中性緩衝ホルムアルデヒド溶液）に浸すことで、

写真1　細胞診標本（子宮頸部）

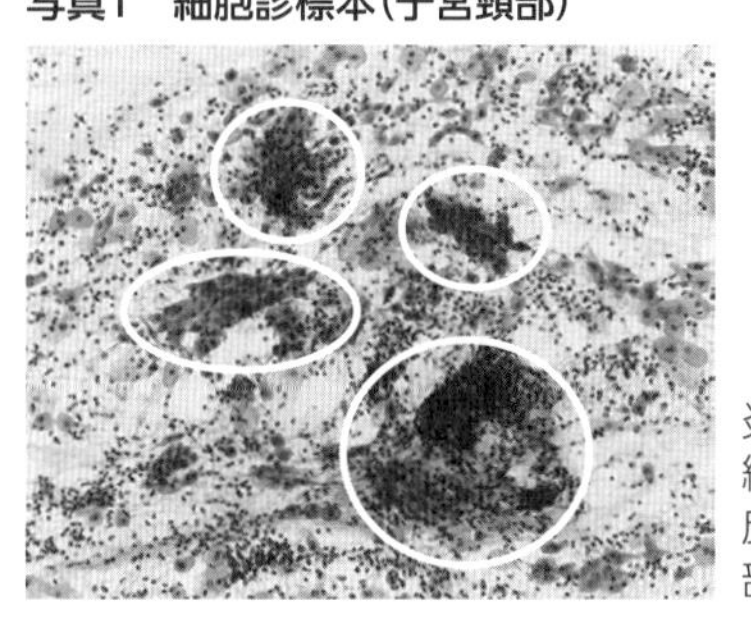

炎症細胞を背景に、結合性のある扁平上皮細胞（○で囲んだ部分）が観察される

※2　ギムザ染色
ドイツの化学者、細菌学者であるG・ギムザ（1867〜1948）が考案した染色法。通常、末梢血塗抹標本や骨髄標本の染色に用いられるが、細胞診風乾固定標本の染色にも用いられ、細胞核は赤紫色に、細胞質は薄紫色〜紫色に染色される。

組織成分が固定されます。

半日から一日程度、固定された生検組織は、エタノール溶液による「脱水」、キシレン溶液による「透徹」という過程を経て、最終的に「パラフィン」と呼ばれるろうの中に埋め込まれます。パラフィンの中に埋め込まれた組織は、光学顕微鏡で観察するために、光が透過する3マイクロメートル（㎛＝1／1000㎜単位）程度の薄い切片にする必要があります。この「薄切」という工程は、一連の作業の中でも特に高い技術を要する部分です。薄切された組織は、温水に浮かべることでしわにならないよう引き延ばされ、スライドグラスの上に貼りつけられます。組織片を十分に乾燥させ、染色の工程へと進みます。

一般的な病理診断においては、「ヘマトキシリン（紫色）」と「エオジン（橙色）」という色素を用いて染色された標本を観察します（写真2）。組織を形作る個々の細胞の異常や特徴とともに、それらが形成する構造の異常、存在する場所の異常なども加味して、どのような病気なのか判断していきます（確定診断）。

臨床医は、確定された病名をもとに、患者さんの治療法を選択します。一般的に生検診断に必要な時間は、数日から1週間程度です。

手術で摘出された臓器・組織の診断

生検組織診断で悪いできもの（がん）があると診断された患者さんには、その後、X線、CTやMRIなどの精密検査を受けていただき、病気の進み具合（病

写真2　組織標本（皮膚）

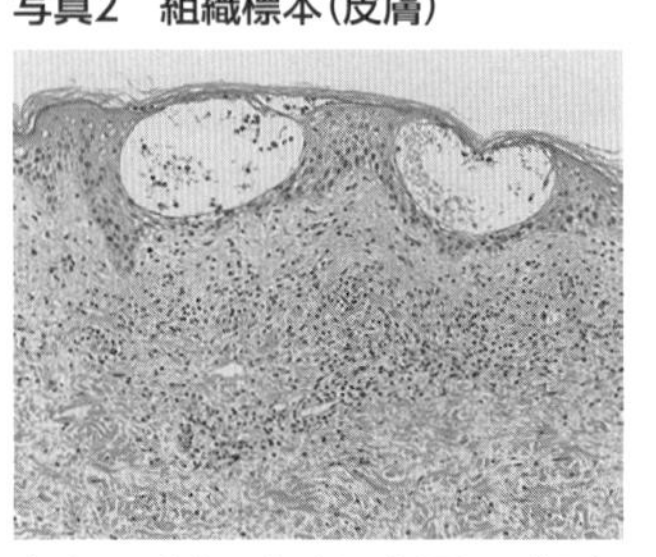

水疱の形成と炎症細胞浸潤が観察される

期）を調べます。手術が可能と判断された場合には、病気のもとになっている臓器や組織を摘出します。

摘出された臓器は、生検と同様に、ホルマリン液にて十分に固定しますが、一般的に、生検にて採取される組織よりも大きい（数cm〜数十cm）場合が多く、手術組織の固定には、1〜2日と時間がかかることが多いです。

病理専門医は、充分に固定された臓器をまず肉眼で観察し、臨床医から提出された情報と照らし合わせ、病変の部位、大きさ、広がりなどその全体像を把握します。体の中にはさまざまな臓器がありますが、臓器ごとに定められた方法に従って、病理組織診断に必要な部分を選び、2〜3cm大の組織をいくつか切り取ります。これら組織の一部は、生検検体と同様の工程で組織標本へと加工されていきます。実際に標本として観察される組織は、3μmと非常に薄いので、最も病気が進んでいると思われる部位や、特徴的な部位など、診断に重要な部位を適切に選ぶことが重要です。

このようにして作成された組織標本を観察し、どのような病気がどのくらい進行しているか、また病変は手術ですべて取り切れているのかなど、今後の治療方針決定に必要な情報を集め、臨床医に提供します。生検よりも大きな組織を取り扱いますので、診断に必要な時間は1週間から10日間ほどです。

手術・検査中の迅速病理診断

手術をする際には、術前に病気の確定診断がなされており、切除する範囲が完全に確定されていることが望ましいですが、病変のある場所が体の奥深くだったり、出血などのリスクが高かったりして、生検による診断の確定が術前にできない場合があります。

このような場合に、手術中に病理診断を行い、本当に手術が必要な病気であることを確認したり、術式や切除範囲を決めたり、病変が確実に取り切れているかを確認したりすることがあります。そのようなときには、術中に提出された組織を「OCTコンパウンド[※3]」と呼ばれる試薬内に埋め、マイナス20度からマイナス30度に急速冷凍し、凍結標本を作製します。この標本によって、20～30分程度という非常に短い時間で病気の評価をすることができます（写真3）。

このような診断方法は「術中迅速診断」と呼ばれ、手術中の治療方針決定に大きく役立ちます。ただし、凍結標本は通常のホルマリン固定パラフィン標本に比べて質が低くなる傾向があり、評価には経験を要する、という欠点もあります。

なお、東部医療センターでは、超音波内視鏡下穿刺（せんし）吸引法（Endoscopic Ultrasound-Fine Needle Aspiration、ＥＵＳ－ＦＮＡ）にも力を入れています。内視鏡検査を専門とする内科医師による、胃や十二指腸などの消化管から超音波で胸やおなかの

※3　OCTコンパウンド
ポリビニールアルコールやポリエチレングリコールを含む、凍結切片作製用の包埋剤（試料を固める薬）。

写真3　凍結標本の作製

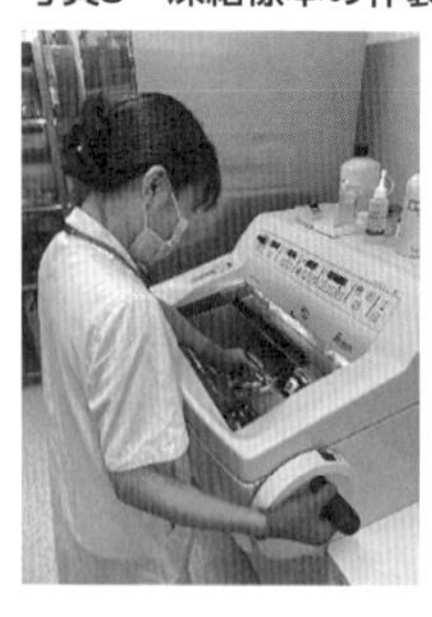

ポリマー内に組織を埋め、凍結したのち、薄く切って、標本にする

深部にある病変を観察し、針を刺して組織を採取する方法です。これによって膵臓をはじめとする、体の深い場所にある病変の評価ができます。

体の表面から組織を採取することが難しい、深部臓器の手術前診断ができますが、何度もくり返し検査を行うのは難しく、採取できる組織量もそれほど多くはありません。確実に病変から細胞や組織がとれているかどうか、検査中に迅速細胞診標本を用いた細胞学的な診断を行い確認することで、検査の質の向上に努めています。

病理解剖と臨床病理検討会

すべての医療従事者は、病院で治療を受けたすべての患者さんが元気に退院できるよう日夜努力していますが、残念ながら救命できないこともあります。ご家族の承諾のもと、そのような患者さんのご遺体を解剖させていただくのが、「病理解剖」です。

病理解剖は死体解剖保存法（1949年）に定められている通り、厚生労働大臣より認定を受けた医師などが、解剖室のある定められた施設にて行わなければいけません。専門資格（死体解剖資格）をもった病理医が、主治医から患者さんの治療経過や、もっとも確認しておきたいことは何かを確認したうえで、各臓器の状態を肉眼にて把握し、一部を採取、ホルマリン固定します。後日、組織診断と同様にホルマリン固定パラフィン標本を作製し、顕微鏡で詳細に観察することで、生前の診断は正しかったのか、病気はどの程度進行していたのか、行われた治療の効果はどうであったのか、患者さんが亡くなられた直接の原因は何か、といったことをこまかに検索し、判断します。

病理解剖が行われた症例については、患者さんの診療に当たった臨床医と、病理解剖学的診断を行った病理医、そして院内外の多数の医師、研修医が集まり、検討会を行います。この検討会を「臨床病理検討会（Clinico-pathological conference、CPC）」といいます。診断や治療に関し、詳細に討論することで、今後の医療向上に大きな役割を果たしているといえるでしょう。

卒後2年目までの初期臨床研修医には、病理解剖やCPCへの参加、CPCレポートの作成が必修項目となっており、医師を育てるうえでの重要な役割のひとつでもあります。

病理診断科の今後の課題

冒頭で述べたとおり、日本の病理専門医数は2200人程度と非常に少なく、人口10万人当たりの病理専門医数として比較すると、アメリカ合衆国の約1／5程度（米国7・9人、日本1・4人）で、絶対的に不足しているといわれています。欧米では、病理診断医の多くが臓器別に専門特化していることが多いといわれていますが、日本では一人の病理医がほぼすべての臓器の診断に対応しなければいけません。

近年、遺伝子解析技術や科学技術の飛躍的な進歩により、さまざまな病気における遺伝子異常が次々と発見され、遺伝子異常に対応した診断・治療や、新しいメカニズムに基づいた治療が次々と行われるようになりつつあります。皆さんも、「免疫チェックポイント阻害薬」[※4]といった最先端の治療薬について、耳にされたことがあるでしょう。これらの新しい治療薬が使用可能かどうか、患者さんごとに病理組織検体を用いて検査するのも、病理診断科の仕事です。

※4 **免疫チェックポイント阻害薬**
体内のがんに対する免疫の活性化を引き起こし、がんを縮小させたり消失させたりする薬剤。「ニボルマブ」などが知られている。

病理診断科の業務は今後著増していくことが予測されており、これからの医療を支えていく若手医師の病理診断科へのリクルートと、若手病理専門医の教育が急務であると考えています。

執筆者プロフィール

前田 浩義　まえだ ひろよし　●医学研究科呼吸器・免疫アレルギー内科学　東部医療センター　教授

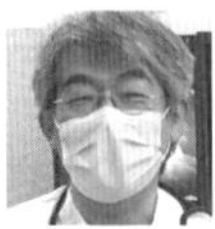

89年名古屋市立大医学部卒業。13年より名古屋市立大医学部附属東部医療センター(※)呼吸器内科部長。専門は、呼吸器病学。

鈴木 元彦　すずき もとひこ　●医学研究科耳鼻咽喉・頭頸部外科学　東部医療センター　教授

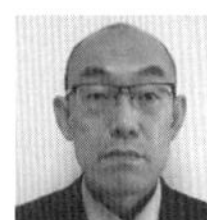

96年名古屋市立大大学院医学研究科博士課程修了。17年名古屋市立大高度医療教育研究センター教授を経て、21年より同大医学部附属東部医療センター(※)耳鼻咽喉科部長。専門は、鼻副鼻腔疾患、内視鏡下鼻内眼窩・頭蓋底手術、嚥下障害。日本鼻科学会賞受賞、日本アレルギー協会学術奨励賞受賞。

木村 昌弘　きむら　まさひろ　●医学研究科消化器外科学　東部医療センター　教授

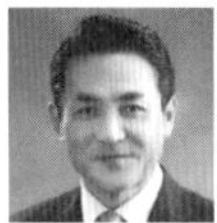

89年名古屋市立大学医学部卒業。11年より名古屋市立大医学部准教授を経て、15年同大医学部附属東部医療センター(※)、21年より消化器外科学教授・副院長。専門は消化器外科、食道外科。

可児 久典　かに ひさのり　●名古屋市立大学医学部　臨床教授

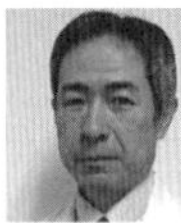

08年名古屋市立大大学院医学研究科博士課程修了。06年名古屋徳洲会総合病院呼吸器外科部長を経て、10年より同院副院長。専門は、呼吸器外科。

千田 博也　せんだ ひろや　●医学研究科整形外科学　東部医療センター　准教授

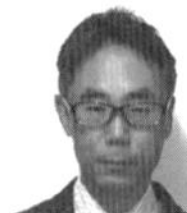

91年名古屋市立大医学部卒業。13年より名古屋市立大医学部附属東部医療センター(※)整形外科部長。専門は、手外科。

永谷 祐子　ながや ゆうこ　●医学研究科整形外科学　東部医療センター　教授

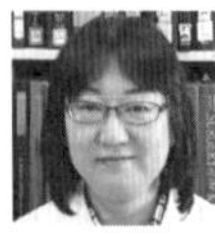

87年名古屋市立大医学部卒業。13年名古屋市立大医学部関節リウマチ制御・機能再建外科学寄附講座教授を経て、19年より同大医学部附属東部医療センター(※)整形外科教授、リウマチ・骨粗鬆症センター長。専門は、関節外科、関節リウマチ、骨粗鬆症。

山田 健太郎　やまだ けんたろう　●医学研究科神経内科学　東部医療センター　教授

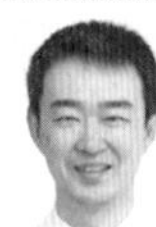

96年名古屋市立大学医学部卒業。00年国立循環器病センターレジデント。08年名古屋市立大学医学部助教を経て、09年4月より同大医学部附属東部医療センター(※)脳神経内科副部長、15年4月より部長、17年4月より主任部長。専門は脳神経内科学、脳卒中学、認知症・神経変性疾患の臨床。脳神経内科専門医、脳卒中専門医、脳神経血管内治療専門医。

※旧名古屋市立東部医療センター

村上 善正 むらかみ よしまさ ●医学研究科循環器内科学　東部医療センター　教授

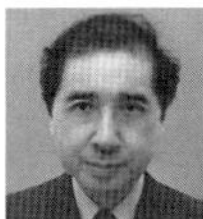

83年名古屋市立大医学部卒業。18年名古屋市立大高度医療教育研究センター教授を経て、21年より同大医学部附属東部医療センター(※)循環器内科学教授・副院長兼務。専門は、不整脈。名古屋市立大学医学部瑞友会賞(臨床部門)を受賞。

水野 明宏 みずの あきひろ ●医学研究科心臓血管外科学　東部医療センター　准教授

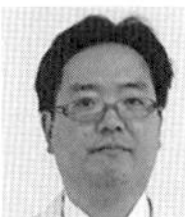

00年名古屋市立大医学部卒業。12年公益財団法人天理よろづ相談所病院心臓血管外科医員を経て、17年より名古屋市立大医学部附属東部医療センター(※)心臓血管外科部長。専門は、大動脈瘤に対する血管内治療、下肢静脈瘤。

松本 隆 まつもと たかし ●名古屋市立大学医学部　臨床教授

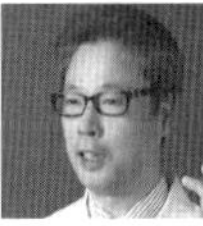

87年名古屋市立大大学院医学研究科修了。英国ロンドン大神経学研究所脳神経外科部門Senior Registrar、名古屋市立大医学部講師、豊川市民病院副院長を経て、18年より同院病院長。専門は脳腫瘍の外科、頭蓋底外科。Neuroscience Letters: Ad hoc Reviewer。

丸山 哲史 まるやま てつじ ●医学研究科腎・泌尿器科学　東部医療センター　教授

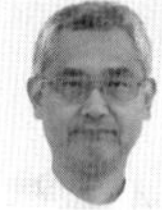

06年名古屋市立大大学院医学研究科博士課程修了。10年より名古屋市立大医学部附属東部医療センター(※)泌尿器科部長を経て、21年より低侵襲手術センター長。専門は、泌尿器科、小児泌尿器、夜尿症。18年日本小児泌尿器科学会優勝論文賞(学会誌部門)。

小山 勝志 こやま かつし ●名古屋市立大学医学部　臨床教授

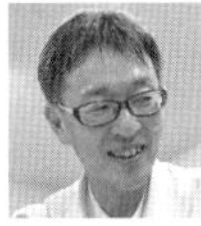

87年名古屋市立大医学部卒業。98年名古屋市立大医学部助手を経て、07年刈谷豊田総合病院腎臓内科部長。専門は、腎臓内科、透析療法、膠原病。著作に『Cobalamin and Nutritional Implications in Kidney Disease(CHAPTER 47 B Vitamins and Folate: Chemistry, Analysis, Function and Effects)』など。

牧野 利明 まきの としあき ●薬学研究科生薬学　教授

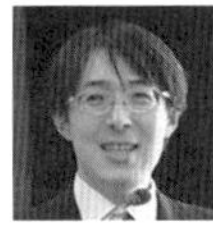

00年京都大大学院薬学研究科博士課程修了。14年より名古屋市立大薬学部教授。専門は、生薬学、漢方医薬学。日本東洋医学会奨励賞、日本生薬学会学術貢献賞、和漢医薬学会学術貢献賞などを受賞。著作に『今さら聞けない生薬・漢方薬』『漢方・中医学講座 ―臨床生薬学編』など。

稲熊 真悟 いなぐま しんご ●医学研究科実験病態病理学　東部医療センター　教授

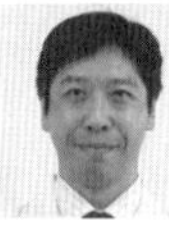

04年名古屋市立大大学院医学研究科修了。11年愛知医科大学病理学講座講師を経て、19年より名古屋市立大医学部附属東部医療センター(※)病理診断科部長。専門は、分子病理学。16年日本病理学会学術奨励賞を受賞。

※旧名古屋市立東部医療センター

名市大ブックス⑨

いのちを守る高度・専門医療

～東部医療センターの挑戦

2021年12月10日　初版第1刷　発行

編　著　名古屋市立大学
発行者　勝見啓吾
発行所　中日新聞社
〒460-8511 名古屋市中区三の丸一丁目6番1号
電話 052-201-8811(大代表)
052-221-1714(出版部直通)
郵便振替 00890-0-10
ホームページ https://www.chunichi.co.jp/corporate/nbook/
印　刷　長苗印刷株式会社
デザイン　全並大輝
イラスト　mikiko

ISBN978-4-8062-0788-7　C0047